中医师承学堂
一所没有围墙的大学

做好健康的第一责任人

（第二版）

正心

修身

齐家

治国

平天下

刘力红 著

全国百佳图书出版单位
中国中医药出版社
·北 京·

图书在版编目（CIP）数据

做好健康的第一责任人 / 刘力红著 . — 2 版 . — 北京：
中国中医药出版社，2023.10
ISBN 978-7-5132-8156-0

Ⅰ . ①做… Ⅱ . ①刘… Ⅲ . ①保健 – 文集 Ⅳ .
① R161–53

中国版本图书馆 CIP 数据核字 (2023) 第 080607 号

中国中医药出版社出版

北京经济技术开发区科创十三街 31 号院二区 8 号楼
邮政编码　100176
传真　010-64405721
山东临沂新华印刷物流集团有限责任公司印刷
各地新华书店经销

开本 710×1000　1/16　印张 17　字数 178 千字
2023 年 10 月第 2 版　2023 年 10 月第 1 次印刷
书号　ISBN 978-7-5132-8156-0

定价　68.00 元
网址　www.cptcm.com

服 务 热 线　010-64405510
购 书 热 线　010-89535836
维 权 打 假　010-64405753

微信服务号　zgzyycbs
微商城网址　https://kdt.im/LldUGr
官 方 微 博　http://e.weibo.com/cptcm
天猫旗舰店网址　https://zgzyycbs.tmall.com

如有印装质量问题请与本社出版部联系（010-64405510）

同有三和

刘力红 庚子腊月

北京同有三和中医药发展基金会刚刚度过了她的六岁生日（2014年12月26日成立），而在此之前（2011年12月8日），在诸师的引领下，我和一群年轻人（以我的研究生为主）一起在南宁桃源饭店的一栋小楼里开始了我们中医之路的探索。

跟师、从医、执教多年，对中医的领悟是多方面的，加上有了这样一个施展所学的平台，我们当时最想做的一件事就是"教育 + 养疗"。作为医生，治病救人是理所当然的。但是作为中医，除了开药、针灸、手法等，还强调养，所谓"三分治，七分养"。三七开虽然不很精确，但强调了养须重于治，这于健康的话题而言，是根本性的原则。所谓养，并非仅限于多吃点什么，少干点什么，而在于对我们拥有的这个生命有一个基本的认识。根据这个基本的认识，尽量多做对生命有益的事，尽量少做对生命有损害的事。因此，只有建立了这个认识，把握了这个损益，这个养才具有根本的意义，才能真正为健康保驾护航。

那么，我们对于生命应该拥有一个什么样的认识呢？首先，生命的存在不仅仅是这个我们能够看得见摸得着的肉体。当然，这部分很重要，生命之所以能够成为我们可以触摸、可以感受的生命，就要仰仗它的支撑和承载，这部分在《黄帝内经》（以下简称《内经》）中称为"形"。但是仅仅有形的部分是不足以构成生命的，至少还必须有神的加入或参与，这是从比较粗略的角度来看生命的基本构成，也是《内经》的基本认识。如果稍稍详尽一些，那么生命实际涵括三个层面，亦即所谓的"三才"。其一，就是上面的肉体层面（形）；其二，是心的层面；其三，是性的层面。性是生命的根本层面，也是最深、最里、最原始（或最本真）的层面，这个层面在《中庸》里又称为"天命"。孔子"五十而知天命"，就是已经体证到了生命的这个层面。肉体或者身（形）是生命可以被触及的层面，也可以说是生命的表层。那么，介于表里之间的这一层，便可称之为"心"。心是表里内外之间的枢机，根本层面必须通过心才能作用到身体，而要想透过身体去触及生命的本源—性，唯一的路径也只有心。因此，心不仅是生命的枢要，也是中国文化的枢要所在。《素问·灵兰秘典论》谓"心者，君主之官，神明出焉"，便是一个很好的说明。

上述的性、心、身，可以说是生命内在的三才，而大家更为熟悉的天、地、人，则可称为外在的三才，其内外之间的关系十分紧密。三才是中国文化认识生命及事物的基本观念，依此类推，还有道家的精、气、神，以及现代科学的物质、能量、信息等。而杨海鹰先生提出的肉体、能体、主体，则不失为一种既具有现代科学精神又充满传统内涵的生命表述。

对生命的养护，必须涵括上述的三个层面。从内来讲，也就是既要养身，也要养心，更要养性。从外而言，就是要使人的生命适从于天地的状态，天地的状态是随四时而变化的。《黄帝内经素问》的第二篇——《四气调神大论》，便是关于人如何适从天地变化的专篇。按照中医的观念，人除了生身父母的生养，还有天地这对父母的生养。那么，天地凭什么生养你呢？这就看你是否顺应四时阴阳的变化。正如《素问·宝命全形论》所说，"人能应四时者，天地为之父母"，有了天地这对父母的关护，从生命的外在而言，这个养护就具足了。相对于外而言，生命内在的养护显得更为重要，如果将内外打通，那么"天时不如地利，地利不如人和"似乎在权重上是更为切合的描述。所谓"人和"，即对上述生命内在三个层面的养护，亦称为"内三和"。

其一，养身。从上述损益的角度，就是要尽量革除不良的生活方式，形成并保持良好的生活习惯，包括饮食、起居、劳逸等。其二，养心。心层面的养护主要是使其安、使其宁，心若养护到位，便能成就《尚书》五福中的第三福——康宁。养心的主旨在于去除扰心的诸多元素，而此诸多元素的主因无外乎私欲，有私欲便会有得失，有得失心便忧患恐惧而不得安宁。因而养心之要，便在于认识私欲、减少私欲，心少私欲之侵扰，便归于恬淡、安宁。其三，养性。根本层面的性谓之天性或天命，钱穆先生将天人合一视为中国文化的归宿处，如果从归宿这样一个角度来说，人必须回归到天性（天命）的怀抱，方可称为"天人合一"，这正是中国文化的主体方向。而从养生的角度，如果将天性视为生养万物及生命的太阳，那么养性主要涉及的是如何去除遮障太阳的乌云，也就是不良情绪。

因此，三和实际上就是透过对生命的如实认知，通过内（性、心、身）外（天、地、人）的调适与养护，使生命处于良好的状态。近年来，我在微博、微信及一些演讲中从不同角度阐释了上述观点，并介绍了其中的部分践行，不少朋友对此予以好评并从中受益。为了将其分享给更多的人，基金会的同事及相关同仁，尤其是中国中医药出版社的刘观涛主任，耗费了大量时间对这些体例繁杂、长短不一的文字进行了统筹编辑，并以《大学》的次第纲领各文，从而保证了内在精神上的一致。若这本意外的小书能够对大家认知、呵护生命有所助益，这完全是观涛主任及基金会的同事所赐。愿大家同有三和，同有健康！

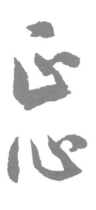

第一章

正心

天地人三和

　　《大学》里面讲"正心诚意"，中医里面也讲"正气存内，邪不可干"，这个"正"很大意义上应该指的是心正。那么什么原因会导致心身失去正呢？忿懥、恐惧、忧患、好乐等不良的情绪都会使身心偏离，不正便是邪。所以对于情绪的调适是我们这个时代很重要的一门功课，也是最缺失的一门功课。我们的不良情绪，怨心怨行会严重影响到我们的生命状态，因此要负好健康这个责任，对情绪的认识太重要了。

同有三和

人生及生命健康的圆满

外则"天地人"三和，内则"性身心"三和

三和——其实也是我自己的人生观、世界观和价值观。从外而言，要实现与天地、自然及人的和合。从内而言，要实现生命不同层次的和合。生命最深或最根本的层次是性，性和的重要标志是没有脾气，亦即没有不良情绪；中间的层次是心，心和的重要标志是没有私欲；最表的层次是身，身和的重要标志是远离一切不良嗜好。我个人认为，人生及生命健康的圆满一定要建立在三和的基础上。

这些年来，我一直对中医深层问题进行着思考，尤其是"医为仁术"这个命题。思考的结果是，这一命题不仅具有道德的定义，更具学术定义。也就是说，仁不仅是儒家需要研究和践行的，同样也是医家要研究和践行的。研习践行仁，就与礼分不开。孔圣云："克己复礼为仁，一日克己复礼，天下归仁焉。"此中医之尚礼也。"礼"是什么？礼是天地人与其本来相应的面目，而这个面目用有子的话

来说，就是"和"。"和"在《中庸》中谓之"中节"，即无有太过或不及的状态。《老子》曰："天之道，损有余而补不足。"所以此中节、此和、此礼、此面目，实际上都是天道通过损（泻）补二法来达到的。

为什么中医用的法归结起来亦此二法？这就是天道！这是中医的来源。《老子》接下来说："人之道则不然，损不足以奉有余。"人道完全相反，它造就了更多的太过与不及，所以是远离中节、远离和、远离礼的道。人道为什么会如此？就是因为人的私欲及对"我"的执着。孔子之所以强调克己复礼，就是因为不克己（己之私欲和执着），礼就不可能成就。礼是与天地人之本相应的东西，仁亦如此。太史公云："天有时，地有财，能与人共之者，仁也。"由克己而复礼，由复礼而归仁，实际探讨的都是天地人的问题。此如《素问·气交变大论》云："夫道者，上知天文，下知地理，中知人事，可以长久。"故礼之和，实际就是与天地人和，此为探讨中医诸多问题之关键。

与天地人和是谓健康的状态，《素问》谓此为"平人"。具体言之，与天和者，乃与六气相和，适寒温、慎起居者是也。与地和者，乃与五味相和，饮食有节者是也。那么与人和呢？这里包括与人的性心身相和。性若服人，则与人性和；心若爱人，则与人心和；身若让人，则与人身和。如此则能不病。

反之，与天地人失和，则为疾病，则为非平人。具体来说，与天失和，即与六气失和。凡不法阴阳，不和术数，起居无常，不适寒温者，皆可与天失和。与地失和者，即与五味失和。凡不法阴阳，不和术数，饮食无节者，皆可与地失和。药之所以有寒热者，调与天之失和；药之所以有五味者，调与地之失和。与人失和的情况比较复杂，大体言之，主要由不良情绪所致。人一旦有情绪（不良）就很难服人，很难爱人，很难让人，于是性心身便失和了。

所以，疾病实际是由三失和导致的，有些时候三者俱足，有些时候三者或居其一或居其二。为什么有的疾病很容易被药物或针灸等方法治愈，而有的却很难呢？请思维之！

人之失和：现今医学的盲区何在？

以余所见，天地人虽相互影响，然药物、针灸所及，究以天地失和为主。于情绪所致之人失和，作用较微。有云：科学唯一不能作用的是情绪！此言尤值品味。于今，医学的规模和医学的进步都是过去难以想象的，但为何难治性疾病却越来越多？这是不好解释的！唯一的可能是现今医学存在盲区，盲区何在呢？我想这个盲区就是对人和的认识不足，没有意识到人失和是重要的病因，更没有意识到是难治性疾病的主因。所以，很希望开展这方面的大众教育，让大家明白疾病是怎样产生的。对照自身，自身有哪些引发疾病的因素？引发疾病后，哪些可以借助医生的帮助得以解决？哪些是医生也没办法，须靠自己才能解决的？

因此，开展对包括医者在内的普及教育非常必要。若大众皆能明了并认同此理，则不但健康有规可循，疾病有矩可治，且因人和教育的开展，家庭由此步入和谐，进而社会、国家步入和谐，此实为百年千秋之大计也。余心目中的"中医巴比松"就打算从这项教育开始！巴比松是巴黎近郊的一个小镇，大约 200 年前，由于一群崇尚自然的艺术家们在此聚集，形成了巴比松画派，并深深地影响着后来的印象派画家。十余年前，乘讲学之余，我对巴比松小镇一次不经意的造访，使心中的这个中医小镇梦（我称其为"中医巴比松"）一直萦绕至今。

如大家的意见、情绪等问题确实不容易解决，否则《中庸》也不会将"喜怒哀乐"搬出来，作为天下的大根大本。《老子》云："胜人者力，自胜者强。"战胜自己以外的任何人，那只能称作力量，不能称为强者。只有战胜自己，才可称为强！战胜自己，其实就是战胜情绪的干扰。我们体味一下过去，情绪一旦上来，有几个人是能够不受干扰的？品一品"怒"字吧，一旦在怒中，心就被奴役了，心被奴役，哪有自在可言？

我以为解除情绪的干扰，进而步入人和，晚清树桐先生的学问可谓是最当机、最方便的法门。先生的学问皆从行持上来，所以，若欲切身受用，亦必须在日用中去直面、去担当。产生情绪问题最直接的地方，是家庭。因此树桐先生的道，又被称为"家道"。解除情绪的干扰，在树桐先生这里被称为"化性"，是人生的一门大学问。只有这门学问做好了，才有真正的健康、幸福和安乐可言。化性不容易啊，这是一门真功夫，一门无条件的功夫！所以先生有言："死心化性。"死什么心呢？死人心，死为自我打算的这颗心，死维护自我尊严的这颗心，如是才能化性。

人心有种种称谓，或曰私心，或曰自我，或曰我执。《尚书》有言："人心惟危，道心惟微。"古德又言："人心死，道心生。"我在五十岁以后，阅人多了，更知道这个心的厉害！很多人（包括我自己）学这学那，最后发现还是学如何更巧妙地维护这个心。想到古言"道高一尺，魔高一丈"，未免会心一笑，就是她了！

就拿我开设微博而言，起初糊里糊涂地被学生拉上来了，转念一想，这个可以方便将自己的感受随时与大家分享，或许正反都是借鉴。再往下，看到有粉丝了，前一阵粉丝暴涨，这几天怎么动静不大？所以，每次打开微博最先看的是粉丝多了几个？看看吧，人心就是如此，再多的道念都会被它吞没。为什么会如此呢？因为顺应人心好比顺流而下，有太多的顺缘。这些年揭露的贪污受贿触目惊心，可是上来前，这些同志也都曾憎恶这些事啊！为何一上来就不一样了呢？顺缘太多。而体认道心则好比逆流寻源，当然是充满逆境了，古人形容这个过程是"逆流行舟，一进九退"。道之所以不可须臾离，就在此了。

为什么说"中医尚礼，西医尚刑"？

不少朋友问我这样的问题：某种病中医是否能治？对此类问题我感到很难回答。这就像问经商能否赚钱一样。为什么我要提出中医是尚礼的医学？为什么要谈三和的问题？为什么想做这方面的普及教育乃至为什么要开微博？其实就是想让大家自己来回答这样的问题！知道疾病是怎么来的，哪些问题要自己来解决。

"夫礼者，自卑而尊人也。"所以尚礼就是尚尊重，尊重自然，尊重周围，乃至尊重一切！因为每一事物的成就都须众缘合和，单一的力量再强大，也难成办些微之事。这是宇宙的真理和实相。明白这一点，就自然不会过分强调自己的力量，就自然会生起谦卑尊重之心。易卦六十四，唯谦卦六爻皆吉，这就叫尚礼！反过来看，西医为什么走向对抗医学，为什么尚刑？因为现代科技造就的力量太大了。人一旦拥有过大的力量，往往就会认为没有什么不可战胜，对抗与尚刑的路线由此而生。对抗与尚刑能够迅速解决许多问题，而带来的新问题是新的无休止的对抗。抗生素的耐药性问题就是这条线的结果。

从尚礼与尚刑的角度看待中西医，可以比较客观地认识两者的关系。过去我们或者将其视为一体，从而采用同一的教育、临床、研究；或者将其完全对立。我以为二者皆不可取。实际上，从刑礼的角度来看，中西医是互补的关系，一个社会没有刑会乱，没有礼更会从根本上乱。社会如此，人身亦然。卢崇汉师对于肿瘤等疾病的治疗，就很能说明刑礼的互补。师于肿瘤及血液病等重大难治性疾病疗效极佳，但并不排斥在体质能够接受情况下的西医治疗。乱世用重刑，但刑滥用又必为乱之根源。而礼用若能真正全面实现，刑用是可以避免的，但现实很难达到，所以刑用也就难以避免。

天地人三和的问题提出来，大家不妨思考，三失和导致疾病，从《内经》的时代到今天，各者孰轻孰重是否发生了变化？以我的临床经历，难治性疾病几乎毫无例外地都与严重的人失和有关。此问题若得不到重视和解决，则针药的作用要打折扣，或者病易反复。是以吁请业内业外的同仁关注这一问题的解决！

怨恨恼怒烦："心转情"还是"情转心"？

《内经》言七情，树桐先生的体系讲五毒（怨、恨、恼、怒、烦）。细品七情，除喜（心所主）外，其余的怒、悲、思、忧、恐、惊皆为负面情志。何故？这里隐着一个心转情还是情转心的问题。以心转情者则能做主，以情转心者则不能做主。前者阳主阴从，是为康乐；后者阴主阳从，失于康乐也。

举一个例子，在门诊看到学生对患者的处理不合意时，我会当众呵责，这便是心被情转了。因为心无好坏对错，但情有！三祖云"才有是非，纷然失心"即是如此。今晨收到一学生的"最后通牒"，才知棒喝之下，诸生多半已遍体鳞伤了。想到德山临济的时代在我这里就要结束了，似乎有些惋念！但细思之，"惋念"实际是割尾巴怕疼！人心的诡异就是如此，错了还要找说法，所以言禀性难移，于此可见一斑。德山临济乃以棒喝为接引方便，吾以呵责为禀性方便。祈愿诸仁者以我为戒！

大抵言之，心乃三界总轴，故凡事必由心开始。而心之下手处在调伏人心。所谓人心，即专为自己打算之心。人多以为不为自己谋求，何来舒适生活？实则恰恰相反，若能全心为人，诸事自入安坦。那么，具体言之，"心转情"者转在何处呢？在膻中，或曰中丹田（杨海鹰师语），百姓则以心中指之。凡是影响到此处，而有不悦感，或沉闷堵塞感，则是心被转了。怎么办？早一些发现（觉）则转得不深，不至在理事上纠缠搅拌，子子孙孙无有穷尽。多用"找好处，认不是"之法或可解转。

正气存内
修身必以"正心"为前提

瞧瞧这脾气

今将这几日看的一位患者的发病经历分享给大家，希望有心人能够从中受益。

患者年近八十，是位女性，素有高血压病史，五日前因为钱上的一些小事，与老伴发生激烈争执。由于脾气发得太大，致当日通宵难眠，次日午饭后头晕恶心，血压升至 250/150mmHg。经服降压药，血压虽然降到 150/85mmHg，但左侧肢体渐渐不听使唤，紧急到医院就诊，核磁共振检查后发现右侧桥脑梗死。这几日，经过中西医的积极治疗，虽然左侧肢体障碍已在慢慢恢复，但却留给我很多思索。

这真是一场不幸中的万幸，真可以说是承蒙上天的垂怜，才避免了一场更大的灾祸。试想在面临 250/150mmHg 压力的情况下，任何一处脑中血管的破裂，尤其是桥脑，都将是一场更不堪的后果。

而让我们险涉这场后果的是什么呢？是情绪，也即俗称的脾气！不良情绪或者脾气，就像埋藏在生命各处的地雷，随时都有被引爆的危险。一点点钱财，即便十万、百万，其实都与生命无妨，但是若因此引爆了脾气，这个伤害就难以估量。既然情绪的地雷随时都可能被引爆，既然生命时时都在受到情绪的威胁，那么为了生命的平安，我们就应去学习、训练，成为一名护持生命的"工兵"！

"正气存内，邪不可干"是大家极熟悉的句子，它出自《素问·刺法论》。只是对于何为正气，也许还含糊不清。其实，在《内经》体系，"正"的定义是确有所指的。《素问》的《五运行大论》及《六微旨大论》中都有如是言："非其位则邪，当其位则正。"故而所谓的邪气、正气，就是当位之气为正气，非位之气为邪气。在中国文化里，时位是一体的，所以当位非位的问题实际就是当时非时的问题。比如夏天的当时当位之气是热，而非热的诸气，比如寒冷，便被视为邪气，余者以此类推。

当时当位细分起来，就是当下这一刻，离开这一刻便是非时非位。《大学》的八条目用了"正心"一词，由此我们亦知正心亦就是当下之心，或曰心不羁绊于过去，亦不妄想于将来，时时处于当下，便可谓正心了。对于当时当位当下，《内经》还用了太过不及来表达：失于当下，该来的未来被视为不及；不该来却提前到来被视为太过。不及用补，太过用泻，所以中医的补泻亦不过是扶正的手段。按照上述经义，正涉天人，本无内外，为什么经中要格外强调"正气存内"呢？实在地说，只有内在的正才具决定性的作用。内在的正其实就是心正或曰正心，《大学》里面的修身必以正心为前提就是这个道理。

什么因素会影响到这个内在的正呢？或者说什么因素会影响到正气存内呢？《大学》里列举了四个方面，即有所忿懥、有所恐惧、有所好乐、有所忧患。四者概括起来，亦就是情绪，因此我们需要认清，情绪是最困扰正心、最容易导致正气不存内的因素。

让情绪恰到好处地表达出来

情绪之所以最能影响正，乃因情绪最为二元对立的特质。过去看《中庸》，总以为子思将"喜怒哀乐之未发"作为"中"，作为"天下之大本"，太有些小题大做。今日从二元对立的层面来看，则只有赞叹的份儿了。因为对立就不可能有中，而一旦超越对立，中自然就摆在那里，这不就是"喜怒哀乐之未发谓之中"吗？！因此，若然困在喜怒里，就必然陷于二元对立的纠结不能自已，如此便无中可言。无中，正何由出？故而中正往往同言。

只是作为普通的人，实在无法摆脱情绪，亦可以说，整个世界的努力方向便是为了制造情绪。现实世界里，人们把情绪分为好坏，并试图使世界向好的情绪方向发展。而在《中庸》里，似乎所有的情绪，即便是喜乐，都没有被看好。一方面，喜乐的后面就隐藏着哀怒，它们迟早要登台；另一方面，只要是情绪，都会无一例外地具备干扰中正的特质。这是圣人对待情绪的基本态度。

　　既然现实社会不可能没有情绪，很难做到"之未发"，那么，如何使这些发出来的情绪不构成伤害呢？这便有一个"中节"的问题。"发而皆中节谓之和"，和便无伤人之虞了。"中节"即是恰到好处，即是没有过也没有不及。让情绪恰到好处地表达出来，其实是很有难度的。现实里我们要么将情绪深埋在心底，以致抑郁、发疯、跳楼时有发生。"中节"之所以困难，是因为我们各持己见，执持一端，这样便使得本来有限的情绪变得无限了。《论语·子罕》有孔子的一段问答："吾有知乎哉？无知也。有鄙夫问于我，空空如也，我叩其两端而竭焉。"这段问答我未必全懂，不过用在此处，倒觉得挺当机的。执持一端会使有限的情绪流于无限，乃至没完没了。看一看每一个充满矛盾的家庭，无不如此。每天为了同样的事情争吵，生命不息，战斗不止。

　　如何使情绪"中节"，不至流于无限？孔子的经验告诉我们："叩其两端而竭焉。"执持一端，死咬住这点理不放，便就没完没了；若能叩其两端，也就罢（竭）了。叩其两端何以就能竭焉？子思在《中庸》里引用了孔子的另一句话，也许能够帮助我们明白，其谓："执其两端，用其中于民，其斯以为舜乎？！"后世将这句话做了简化，即"执两用中"。

　　执两也好，叩两也罢，不过为了用中。用中的什么呢？用中的作用！关于中的作用，《中庸》用了一个字来表达——和。"和"一旦生起，情绪便消于无形。偏执产生情绪，情绪又不断激化偏执，致使我们远离中正平和。中正是生命的基座，偏离中正，生命的大厦必然倾斜坍塌。

"闻过"的喜与怒

山西南部有一个闻喜县，出过不少人才，县名虽为武帝所赐，但闻喜真正的出处还在《孟子·公孙丑》里："子路，人告之以有过，则喜。"后世径称"闻过则喜"。子路位列"孔门十哲"，可对于一般人而言，很多的情绪都由"闻过"而起。亦可以说，"闻过"实在是考量我们把控情绪的关键。

孔子在对自己一生的评价里，到了六十，即称耳顺。所谓耳顺，就是听到各式各样的言辞都不会干扰情绪，或者因各种言辞泛起的情绪都不会左右自己。当然，诸言辞中又以指责批评甚至无中生有的诽谤一类言辞最令人不悦！如前些天，因为自己草率地在微博上转发了一条未经核实的私信，而给当事人及部分同道带来了不良影响。尽管自己用能够想到的三条途径进行了道歉，但仍招致尖锐的批评。这些天来，自己不时地浸染在这些激烈的言辞里，一份忧闷挥之不去。看来情绪一旦落到自身，真还难以自拔。看来自己离孔子说的"耳顺"真还有些遥远。

言语不费事，张口即来，可它的力量却大得惊人！言语是典型的"双刃剑"，张口说出来的话，既可伤人亦可益人，正所谓"良言一句三冬暖，恶语伤人六月寒"。言语的作用是因为"言为心声"，所以，最容易影响心的是言语，最容易伤心的也是言语！明白了这点，我们既可以多说爱语以暖人，亦可以识破了它而不受其伤害。音乐是更特别的言语，或者干脆说是更能入心的言语。看来"心弦"二字不是白起的，最入心的还是弦乐！尤其是弹拨类的弦乐，如古琴、吉他……

"心底无私天地宽"，心量有多大，事业就有多大。所以心量是由私的多少决定的，少一分私，心量就大一分；多一分私，心量就小一分。如能在日用中检点、反思，每一事项、每一心念，是为自己打算还是为众人、为集体、为行业、为社会打算，久之自见分晓，功夫自然上身，自会觉得树桐先生讲的"为人不为己，便是成佛体"绝非虚语！

如何控制情绪，提高修养，不妨多学习、体悟、践行美国著名女星奥黛丽·赫本的遗言吧。那是对修养最好的解读，也是做人的最高境界，更是心灵之美与外在之美完美的结合，而且修养之美无处不在地渗透影响着你的外在之美。

　　若要优美的嘴唇，就要讲亲切的话。

　　若要可爱的眼睛，就要看到别人的好处。

　　若要苗条的身材，就要把你的食物分享给饥饿的人。

　　若要美丽的秀发，在于每天有孩子的手指穿过它。

　　若要优雅的姿态，走路时要记住行人不只你一个。

人之所以为人，是必须充满精力，自我悔改，自我反省，自我成长，并非向人抱怨。

当你需要帮助的时候，你可以求助自己的双手。

年老之后，你会发现自己的双手能解决很多难题，一只手用来帮助自己，另一只手用来帮助别人。

病为良师

多一口少一口、一念怒或不怒

前天受朋友所托，为一位专程从外地飞来的患者看诊。患者因为患胃高分化癌，于两年前做了胃三分之二切除及淋巴清扫术，术后康复不错，多次复查没有发现异常。这个时候，西医便没有任何的处理措施，而患者内心总觉不安，所以来向中医问问招。

问诊的过程中，患者讲述术前曾经长期有"三高"（高血压、高血脂、高血糖），手术之后，"三高"竟然转为正常。听到这些，我与书写病历的赵江滨医生相望一愣，嗯，难道胃切除还有这个作用？是否将来"三高"的患者就建议去切掉三分之二的胃呢？！回过神来，问问患者过去的饮食，才知道这是一个长期胡吃海喝的家伙。他得了胃癌，手术了，为了保命，自然再不敢像从前那样吃喝，饮食上开始节制，处处小心，没过多久，各项指标便恢复正常。

现在"三高"的情况到处都是，大多都是因为像这位患者一样的吃喝。感触所及，很希望将这一段患者的故事当作良师的教诲，不要非等到切了胃才去控制饮食。

三分治，七分养——圣人并不遥远

今日翻阅《灵枢·玉版》后，感慨万千。篇中有岐伯的一段话这样说道："夫痈疽之生，脓血之成也，不从天下，不从地出，积微之所生也。故圣人自治于未有形也，愚者遭其已成也。"痈疽、脓血在今天看起来不算什么大病，但在过去可是要死人的恶疾。尽管是大病是恶疾，可也都不是从天而降，由地而出，而是"积微之所生"。由此便联想到《周易·坤卦》中曰："积善之家，必有余庆。积不善之家，必有余殃。臣弑其君，子弑其父，非一朝一夕之故，其所由来者渐矣。由辩之不早辩也。"

重大的变故也好，危及生命的恶疾也罢，皆非一朝一夕之故，就好像肿瘤似乎是突然发现的，但也都是慢慢累积的结果。俗话说："积少成多，滴水成河。"这便是岐伯所说的"积微之所生"。微小的不注意，今天多吃一口，明天多喝一口，积累下来，便成了肥胖、脂肪肝，便成了高血脂、高血压。今天生点气，明天生点气，积累下来，便气郁成结，或者抑郁症，或者肿瘤甚至癌症！

所以，圣愚的区别其实并没有那么天上地下，只在这多一口少一口之间，只在这一念怒或不怒上，便就清楚了。而七分的养便要落实在这些细微处，调适好了情绪，把握好了衣食住行，不使有"积微"的过程，我们担忧的所有问题便失去了来源。这便是圣人的行止，这便是圣人不治已病治未病，当然也就是很好的七分养！

情绪是诸毒之首

之所以反复跟大家谈情绪问题，是因为自己几十年来深受其苦，家人深受其害！当然，也深得其益，那就是逐渐认识了它！情绪可以说是诸毒之首，因为它完全不似砒霜或鹤顶红贴有毒药的标签，大家都不敢轻易去触碰它！情绪没有这些标签，它甚至可以合情合理合法地毒害人！乡间俚语常言"死都不知怎么死的"，这句话放在情绪身上再契合不过。

情绪是最大的漏，多少精气神都会被它漏掉，多少福德都会被它漏掉。俗称："火烧功德林。"火即是嗔恨的情绪，无论积攒多少功德，做多少好事，都不堪其漏！而"挂一漏万"这句成语，几乎也是为情绪量身定做。回顾人的一生，其实亦是"挂一漏万"的一生，因为挂在情绪上，成为情绪的奴仆，所以漏掉了此生积聚的一切！佛教的四法印之一是"有漏皆苦"，有的版本直接将"有漏"释为情绪。

如此种种应该足以警示我们，为了此生不至于白忙活，务须花些时间认识情绪，认识情绪的起处和本质，学会与情绪相处，渐渐脱离情绪的摆布。当情绪已然不能任意把控你的一天，"挂一"便会自然脱落，而随着"挂一"的脱落，"漏万"亦将戛然而止！我们此生积聚的诸善，将会汇成福德，涌向生命的尽头，迈向智慧的彼岸！

以最显著的脾气——怒为例，为什么在发怒的时候人会失去理智？怒这个字已然向我们道明，奴心为怒，或者说心处于被奴役的状态即为怒。心被奴役，自是做不得主，便顾不得场合不场合了。清醒明白的人，需能做主，能做主的，自然于怒者心生悲悯！从情绪中感受什么叫"挂一漏万"？！以夫妻为例，只要处于怨恨愤怒的情绪中，既往的好处、既往的恩爱，大都一笔勾销！

"内因是变化的根据，外因是变化的条件"亦可以用来说明疾病的发生。内因以不良情绪为主。而现在中西医都普遍着眼于外因，为什么也能取得疗效呢？因为条件拿掉了，内因的作用就不容易凸显。现在医学面临的大多数难治性疾病，或多或少是因为对条件认识不清，或不易拿掉，而这类患者的情绪因素几无例外。

谈奇妙的"神封穴"

中医的很多东西都不可思议，尤其是经络穴位。比如膻中，既为心包的募穴，又为臣使之官，喜乐出焉。我在谈导引按跷的时候，强调过膻中对治疗情绪抑郁的积极作用。近日学生张达贵医生（执业于江西）跟我谈到神封穴的妙用，不忍独享，特拷贝粘贴于后，若能举一反三，亦为乐事。

"神封穴，前段时间一西医诊断为可疑人格分裂症（的患者）找我。主要症状为对外界刺激无情绪反应，很久没有悲伤和快乐的感觉。经络诊察左神封穴强压痛。治疗后，神封穴压痛缓解，心里渐渐产生情绪感觉。心主神，五脏六腑之大主，神封，封神，妙哉！
五行针灸之肾经祛阻滞有步廊穴，是否是（标准取穴的）神封穴，值
得临床检验。"

　　注：神封穴，足少阴肾经穴，位于胸前第四肋间，前正中线（膻
中）旁开2寸。穴近胸腔，非专业人士切勿用针，以指腹揉按即可。

品味饶恕

吾善养吾浩然之气

　　品味饶恕，一直以为恕乃孔门之最深境界。

　　欲知恕，从怒可知。怒者奴心也，心被奴则怒。心本君主，却受奴役，不能自在，不能做主。看看怒的人，能做主吗？不应说的话偏要说，不应做的事偏要做，这就是不能做主，这便是怒！那恕呢？如心为恕，如如然，如如不动，如心便是心本来的状态，与怒相反，是自在！饶恕者，因饶方能得恕也。古云："得饶人处且饶人。"回想过去，余多是得理不饶人，不饶人自然就不得恕，自己气得鼓鼓的，对方同样被伤了。得了理还不讨好，何必？大家要以我为戒啊！饶了吧，饶了吧，饶人者，自必得饶，如此则恕在其中矣，自在在其中矣！

气都是自己找的

气是从哪里来的？气都是自己找的！

当其位、当其时为正。从外而言，是四时当令之气；从内而言，便是时时处于当下。我们从正的造字可以看出，正从止、从一，故《说文解字》言正为："一以止。"换一个说法就是：止于一为正。止于一，其实亦可看作止于中，因为唯中有一，离开中，便成二了。"吾善养吾浩然之气"，是孟子的一句名言。若能止于一，时时处于当下，便就是养吾浩然之气，便就天人浑然一体，如此邪何以干呢？

我们之所以将情绪说得这么重要，是因情绪最容易将我们留在过去，太多的时候我们会因为过去的不快而纠结不已，总想讨个公道，于是陷入忿懥；情绪亦会将我们逼向将来，并为此忧患，总之它老是使我们远离当下，远离浩然正气。情绪是自我的影子，或者说是自我的化身，我们品一品"公正"这个字眼，再看一看"偏私"，也就知道，只要被情绪左右，便无什么公道可言。或者说只要我们处在情绪之中，便不知道公道了。

情绪是如此可怕的东西，实在需要我们去警觉。但情绪又是一个很好玩的游戏，透过这个游戏我们可以很方便地发现自我，发现偏私。发现了怎么办？还得用圣人的方法：克己复礼！克己就是克除自我，破除偏私，私我一除，所剩即礼即公，因公而有正，因正而离偏，情绪便自然弱化。

早日出得煎熬

所谓功夫非限武学，一切皆关乎此。欲得功夫，一是方法，二是时间，而最要紧者乃是受得煎熬。《孟子》曰："故天将降大任于斯人也，必先苦其心志，劳其筋骨，饿其体肤，空乏其身，行拂乱其所为，所以动心忍性，增益其所不能。"余以为此即对功夫之最佳注脚。各位欲以功夫成就事功学问者，当铭记此训！

煎熬虽苦，古德却以为师。煎熬有似炼丹，六转以下不堪入药，七转方为刀圭，方堪入药。要得九转方称金丹，然也只是个地元金丹。若想炼成天元，那还得两转呢！煎熬还有区分，若是人煎熬、事煎熬还好过，实在过不了，尚可呼救。若是自煎熬就不好办了，以自煎熬者不信古德，不信今德，不信师，不信一切，但信自我。自我可信吗？佛一再告诫："慎勿信汝意，汝意不可信！"还愿执此者信一信古今诸德之言，早日出得煎熬。

老实行持

瑜伽一个甚深的要义就是相应，"相应"一词甚值品味。春天相应于万物之生，夏天相应于万物之长，乃至生命中我们值遇的一切皆为相应。明乎此，当我们遭遇到生命中不如意的人、事、物时，就能坦然面对。因为我们如此，所以周遭也就如此。如果要想改变周遭，那就得先改变我们自己。因为一切相应，如影随形！

"文化"二字，是为文所化者谓之文化，若文未造成化的功用，文是文（说是说），对心身未形成深刻（化）的影响，便不能称之为"文化"，故古来有"文人"一词。以今日的情势看，知不在多，而在老实行持，唯行持到位，化之功用便会产生。

行走散步，心也在行

心平则能气和，气和则能言缓，气和亦与善应。曾文正公（曾国藩）于家书中，隔三岔五都要提醒二子："行路慢否？说话迟否？"此为古今通理也！《素问·上古天真论》中讲的"形与神俱，而尽终其天年"，体现在方方面面，行走散步亦是如此。如今散步成了时髦的锻练，还发明出了计步器。其实走路贵在脚踏实地，脚跟如何触地？脚掌如何触地？心中了了分明。如此不但脚在行，心也在行，这就叫形与神俱。若不能如此，那只是脚在走，保健的作用就很有限了。

学会微笑

在拥堵的路上开车，心情可想而知了。某日里在红绿灯前等了好几个来回，看看这次是终于能过去了，可前面的车子不知是因为司机在看手机没看见绿灯已经亮起，还是其他什么原因，竟然一动不动。眼望着绿灯又要熄灭，不由得心头一急，按响了喇叭……回过神来一想，急什么呢？不由暗自一笑，可就是这微微一笑，突然让我感受到原来绷紧的面孔马上松了下来。太奇妙了，太奇妙了！一路上我像演员一样，不断尝试着各种的面部表情，结果发现只有微笑时的面孔是最放松、最流畅的。

忆起《素问·上古天真论》中的一句话："五七，阳明脉衰，面始焦，发始堕。"三阳脉皆上头，唯阳明主面，故而阳明脉衰，面失濡养，便会失去柔润变得焦躁、焦枯、焦急。俗云：精神看面貌！面之貌有赖于阳明脉的濡养，而濡养的效价取决于面部的表情，若能常取微笑，面肌松泰，则阳明之多气多血得以充分濡养，又何愁没有一张柔美的面孔呢？更重要者，内外相感，外内相应，外在之柔美又必将涵养内在之精神。

身心立极

钦安卢氏医学的核心即其立极之说，钦祖以坎立极，卢祖铸之以火立极。以火立极者，在于将坎中一阳揭出，使其更为明了。极可意为生命之原点，或生命之赖以支撑点。观乎《系辞》："易有太极，是生两仪，两仪生四象，四象生八卦，八卦定吉凶。"故但凡观事，可于八上观，可于四上观，可于两上观，亦可于极上观。

我们谈易思维，谈太极思维，似当循此而入。故曰极者万象之本也，中医之治本亦当参此！若临证不能观极，不能触极，进而立极者，恐终难治其本也。钦安卢氏医学的关键在于以火立极，只是细细参究，此极立在相火上。以火生之、化之、消之、动之。若从药物的角度，余意钦安卢氏之用火，已臻极致。然药之作用究多局于身形，心性层面尚难相望，故余提出性理扶阳。若由此观，则树桐先生之学仍乃以火立极，此极立在君火上。如能两相参合，则明位两全矣！

第二章

修身

第一责任人

从我切身的经验得知，导引按跷主要是自己给自己做调理，自己给自己做治疗。别人可以帮你按跷，但别人帮你导引却不那么容易。因此，我感到导引按跷是《内经》赐予我们的，能够实现自主健康、圆满养生的一个非常方便和直接的法门。

导引按跷

自主健康，圆满养生

2015年6月3日在同有三和中医汤池馆的公益讲座

今天要谈的是导引按跷，这是一个很大的主题。严格地说，导引按跷也不是能够说明白的，因为它是真正的功夫，要去做才能明白。但不说一说，大家也不知道怎么去做，所以还是要说一说。借今天这个宝贵的机会，有来自保健办的领导，有专家在这里举办养生课程，另外，还有专程从各地赶来的朋友们，所以我更应该好好地谈一谈，争取能让大家有一些感受。

今天讲的导引按跷出自《黄帝内经素问》中的《异法方宜论》，这篇经文里谈到了中医所用的治疗方法，总结起来分为五类。

第一类是砭石。砭石现在已经不多见了。早几年我去西安，有朋友带我参观过一个砭石馆，就是专门用砭石来做治疗的。砭石这个疗法起源于东方。

第二类是毒药。在《内经》里，凡是治病的药都叫毒药，不只是砒霜、汞银叫毒药。为什么呢？这一点大家需要理解，这跟中医的认识观念有很大的关系。中医对于疾病与健康的界限，在学术上的划分是很清晰的，正如《素问·平人气象论》所言："平人者，不病也。"所谓"平人"就是没有偏的人，平是"中正平和"的平，平人必然身体是调和的，所以没有病。反过来，"非平人"就是有偏的人，就会有病。既然有偏的人就会有病，那怎么将有偏的人重新调治到不偏的状态呢？中医所用的方法是"以偏纠偏"，或"以偏救弊"。所以就有"寒者热之""热者寒之""虚者补之""实者泻之"的这类治疗原则，以此使机体恢复到平人状态。因此，中医治病的药物都有一定的偏性，要么偏寒要么偏热，要么偏温要么偏凉，要么偏上要么偏下，要么偏左要么偏右，而这个偏性古人就称之为"毒"。毒药的来源是西方。

第三类是"灸"。现在常用的是艾灸，实际上不仅仅艾可以用于灸法，还有很多的药都可以用来做灸法，艾只是千万种中的一种，当然也是最常用于灸法的一味药。《内经》统称为灸焫。现在很多人都接受过艾灸的调治，这也是一个方便而有效的方法。灸焫用的是火热，它来自北方，因为北方寒冷。

第四类是针刺。针的应用很早，《内经》里谈针刺的篇幅远远超过谈药，由此可知两千多年前，针是最常用的疗法，尤其在急救方面，针刺更是首当其冲。那时不是打120，不是去急诊科，而是针刺！针确有立竿见影、起死回生之功。针计有九种，有长的、有短的、有大的、有小的，《灵枢经》的第一篇就叫"九针十二原"。针起源于南方。为什么九针从南方来呢？据考古发现证实，1985年广西南宁市武鸣马头乡出土的两枚铜针是迄今为止发现最早的金属针。

针刺需要裸露身体，如果天气太冷，裸露就会很困难，九针起源于南方可能也与这个因素有关。

以上四类方法，来自东方的砭石，来自西方的毒药，来自北方的灸焫，来自南方的针刺，它们有什么特征呢？砭石治疗需要有砭石，砭石来自身外，药、灸、针也都来自身外，这是它们共同的特征。

第五类就是我们今天要谈的导引按跷。"导引按跷从中央出"，不在东也不在西，不在北也不在南，在中央。"中央"是我们要思考的一个大问题，现在我们国家的中央在北京，这个地方将决定中国的走向，决定民族的命运。中央当然有中心的含义，但它有更深的含义。前面的四种疗法都需要主体之外的某一媒介去执行，唯独导引按跷不需要这些媒介，它可以直接在我们自身上发生。从我切身的经验得知，导引按跷主要是自己给自己做调理，自己给自己做治疗。别人可以帮你按跷，但别人帮你导引却不那么容易。因此，我感到导引按跷是《内经》赐予我们的，能够实现自主健康、圆满养生的一个非常方便和直接的法门。

前不久，我的老师杨海鹰先生（《如何安心如何空》一书的作者）在北京龙山主持了一次读者见面会，会议的主题是"自主健康，圆满养生"。我觉得这个主题非常好，含义很不简单。今天在座的有保健办的领导，其实"保健办"这个名字已经说明这个保健来自身外。如果是来自身外的保健，你的生命、健康或养生想圆满是不可能的，因为健康一定要来源于自主，只有自主的健康，才有可能圆满地养生。世界卫生组织的研究数据告诉大家，在医院所获得的治疗或保健仅占全部份额的 8%，这个可能已经成为常识了。也就是说我们医院的治疗、保健做足了，对整个生命健康来说也只能起到 8% 的作用。所以要想寻求真正的健康，还是要自主。

　　一直以来，我的身体并不是太健康，常常有些小问题，偶尔还来场大病，也经常为此苦恼。当然有些时候苦恼也不一定就是坏事，因为你就有动力想要解决它！所以这么多年来，我一直没有停止过探索。也就在几年前，我开始触碰导引按跷，当然开始的按跷比较粗糙，甚至可以说有点胡来。当时我送父亲到湖南石门的夹山寺休养，因为歇在新的地方，半夜三点多就醒来了。醒这么早，躺在床上干什么呢？这时我的手很自然就放在了肚子上，一按一摸，怎么这么多痛的地方？找到这些痛的地方，手就停在那里按揉，慢慢地疼痛的地方就开始变化，逐渐疼痛就减轻，甚至不疼了，于是再挪到一个新的痛点。就这样，不知不觉两个多小时一下就过去了，天也大亮了。

　　也是该着要走上这条道，第二天一样，也是这个时间又醒了，当然就又如法炮制啦！大家都知道，南方人午觉的习惯很重要，午觉睡好了，下午才有精神，若是中午睡不好，下午就不好过了。而那两天里，中午没机会休息，却发现下午的精神还凑合。作为中医人，我很快意识到这与早起的按腹有关系。所谓按腹，就是寻找腹部的痛处，然后将手停留在（或者说继续按在）那里。

　　按腹很关键的一点是发现痛处。痛意味着什么呢？这里我要稍做一下解释。我们从"痛"的造字可以发现，甬 + 疒即为痛。"甬"是甬道、通路的意思，在"甬"字上加一个"疒"旁，就成了

"通"。"通"意味着"甬"的功用正常，也就是说，"甬"的功用能够正常发挥就叫"通"！现在"甬"不是在"辶"上，而是在"疒"上，"疒"的本义就有病的意思，甬"病"了，也就是说"甬"正常"通"的功用没有了，不通了！不通了会怎么样呢？当然是痛了！而这个痛或者说这个不通在腹部。腹部有什么？有肠肠肚肚！说专业一点，有六腑在里面。

所以，我刚刚说的痛或者不通基本可以确定是六腑的不通，是六腑层面的闭塞。而六腑层面的闭塞会带来什么问题呢？《素问·通评虚实论》中有一句名言："五脏不平，六腑闭塞所由生也。"这里很肯定地告诉我们，五脏的不平是六腑闭塞造成的。这样我们就清楚了，六腑不通不但可以形成六腑本身的病变，更重要的是能够进一步导致五脏的病患。那么反过来呢？如果六腑的闭塞解除了，五脏的问题也就迎刃而解了！通过切身的感受，我体会到，按腹是解决六腑闭塞的一个非常直接的方法，而根据《素问》的教言可知，一旦六腑的闭塞消除了，五脏的问题是能很自然得到解决的。想到此，不由一阵兴奋！

那时候，我刚刚开通微博不久，于是就将自己的感受编成"按腹琐记"告诉大家。因为初玩微博，也不知道有长微博可以上，所以只好将每天的按腹感受浓缩在140个字以内发出去。后来内行的有心同仁把它做了整理，用链接的形式放在微博和微信上，据说转发率还很高。

由于因缘的际会，渐渐成熟了我习针的期盼，而我学习的这个针法的原则直接来自《素问·阴阳应象大论》的"从阴引阳，从阳引阴"！有些时候，很多事情真有些不可思议，针法的学习促成了我在某个层面的豁然贯通，更觉得《内经》的导引按跷是个了不起的东西。也可以说，我自身的导引按跷"渐入佳境"！也是到了这个时候，才知道什么是导引！当然，也就明白很多谈导引的没有谈到点子上，或者说不是《内经》里的导引。今天就想把这样一个方法和感受告诉大家。但正如我前面说的，导引按跷实在是一门功夫，而什么是功夫呢？前辈们有言："正确的方法加上时间就叫功夫。"所以，它需要时日，需要修持，需要你去做！光讲是不够的，但我试图把它说清楚，至少在理上把它说清楚。

导引按跷的理

今天我希望跟大家一起来思考一些问题，因为有些问题必须想清楚了，你才愿意发心去做。这个时代确实与过去不一样，这是个科学昌明的时代，大家不愿意做糊涂事，过去你信就可以了，信了就去做，但现在的方法太多，所以你需要搞明白。

今天上午我在整理思路，看看从哪一个角度切入比较有助于我们的认识，我想从几个字的讲解来进入下面的话题。这里我们先来看一个"疾"字，疾字我们首先要写的是"疒"，以前我们也许会认为"疒"不过是一个部首，其实"疒"也是一个字，我今天专门为此查了网上汉典，知道这个字的准确读音是"nè"，它本身就有病的意思。"疒"里面放入一个"矢"就是疾，当然疾也是疾病的意思。我们要讲的另一个字是"医"，在一个框框里面放一个"矢"就称为医。为什么"疾"和"医"里面都是"矢"？而同样一个"矢"装在不同的地方就完全不一样了，一个是疾病，而另一个是治疗疾病的医。

"矢"是什么？是箭。有一句大家非常熟悉的成语叫"有的放矢"，所以，这个"矢"跟"的"有很深的关联。那么"的"又是什么呢？"的"的含义很多，首先它是靶的正中心，所以"的"有正中、中正的意思。再看《说文解字》的解释："的者，明也。"即明白的意思。"的"之曰明，我们需要有更深的领悟，今天就不在这里展开了。

去年有幸受朋友之邀到了河南的漯河，到那以后才听说许慎的墓也在漯河。我对文字有一种特别的情感，许慎号称"文宗字祖"，第一部字典《说文解字》就出自他手。现在到了漯河，岂能放过这个机会？于是在朋友的陪同下专程拜祭了许慎墓。墓园内有不少石碑，其中一块石碑的内容让我感到诧异。我们天天在使用字，可是大家知不知道我们用得最频繁的字是哪个呢？恐怕有太多的人不知道，这个排第一位的字就是"的"！"的"是使用最频繁的字，这里面有没有让我们"明"、让我们"中正"、让我们"真实"的寓意呢？！

"有的放矢"的这个过程，会让我们联想到射。射为古代的六艺之一。六艺，即礼、乐、射、御、书、数。我们现在可以来品一品

"射"这个字，它的左边是身体的"身"，右边是方寸的"寸"，中国人讲"方寸"讲的是心，所以射即是"身心"的合构。《礼记》里有一篇专门论射的文字："心平体正，持弓矢审固；持弓矢审固，则射中矣。""心平体正"，这是对"射"最根本的一个要求，若能达到这个要求，其结果必然是"中矣"。"中"在这里虽然是第四声，但它仍有第一声的意。于是由"矢""的""射"，便开显出中国文化的四大要素："中正平和"（以有中正平，和则为必然的结果）。此亦为中国文化的精髓所在。

射是六艺中很特别的一艺，《礼记》称其为"仁之道"，这确有些匪夷所思。我们知道，冷兵器时代，射是很了不起的东西。那个时代没有大炮、没有导弹，能够在远距离产生攻击作用的就只有射。所以，射这门技术是衡量国防硬实力的很重要的指标，是国之利器！而恰恰是这样一门艺，《礼记》把它作为"仁之道"。其曰："射者，仁之道也。射求正诸己，己正然后发，发而不中，则不怨胜己者，反求诸己而已矣。"过去射常常用作竞赛，如果比赛输了，没有射"中"，你不会去怨射"中"的人。你会反过来调整自己，进一步加强自己身心的平正，这样你的射艺就会不断地提高。我们现在经常看到"行有不得，反求诸己"的箴言，其实就出自射。所以，"射"讲的是身心的平正，讲的是中正平和，而这恰恰是健康的保障。这样我们就能够很好地理解"疾"的深义，把"矢"放在"疒"里，矢就偏离了中正平，偏离了中正平，当然就不会有和，没有和会有健康吗？所以，当一个"矢"放在"疒"里的时候，带给我们的是疾病。

"矢"入"疒"的偏离是什么的偏离呢？"射"告诉我们，是身心的偏离。而当"矢"放入"匸"时，偏离的状态便重新匡正过来，这就是"医"！何其高妙，何其甚深！

讲到这里，我们应该明白医干的是一件什么样的事情？就是中正平和，就是导身心复归于中正。这是我们对医和疾病的理解，实际上这也可以引申到对中国文化的认知上。这个问题解决了，我们再去看导引按跷，也就能够心领神会了。导引按跷为什么要从中央出？这里面有甚深的法义。中央的中，有东西南北中的中，这属于世俗的层面。除此之外，中国文化还有超越世俗层面的"中"，这就是不对立。

谈到对立，我们很自然会想到阴阳。阴阳是中医最最基本的概念，这一点《内经》已经讲得很清楚。《素问·阴阳应象大论》曰："阴阳者，天地之道也，万物之纲纪，变化之父母，生杀之本始，神明之府也，治病必求于本。"从学科的角度看，可以说中医的一切都是在阴阳上构筑起来的。阴阳天生就是对立的概念，按理说对立就是矛盾，矛盾就不会健康！如果想要获得健康，就必须从对立中寻求统一，从矛盾中寻求调和。那么，怎样从阴阳的对立矛盾中寻求统一，实现调和呢？这是非常微妙的。比如我们最常讲的四气——寒热温凉，以及它们所隶属的北南东西，这些都是对立的、矛盾的，所以在这个基础上就有平气，就有中，而平气亦即中气。

中（或者平气）有什么样的作用呢？中就具有调和的作用、化解的作用，它就能在对立中寻求统一，在矛盾中实现调和。中是和的根本，中是和的保障！我们经常讲的阴阳平衡、阴阳和，都要靠"中"去实现。为什么我们要叫"中医"，大家搞明白了吗？中医的立意是立在这个上面，不立在这个上面不叫中医。因为只有立在"中"上，才有可能发生"医"的作用。"中"是甚深的，我们需要更好地去认知。

当然，认识"中"我们仍然需要由浅入深、由粗到精，我们首先要认识方位上的中，即世俗层面的中。这个层面的中在哪里呢？我们先结合人体来说明这个问题，首先我们看人体的前面有一条中线，布于这条线上的经脉叫什么呢？叫任脉。而我们背面同样有一条中线，布于这条线上的经脉叫督脉。任督二脉是人体最重要的两条经脉，因为只有这两条脉敢于居中。敢居中就意味着要敢于担当。刚刚我们提到阴阳在中医中的基础性和重要性，以人体前后来分，前为阴，后为阳，所以居前正中的任脉具总理诸阴之用，居后正中的督脉则有总督诸阳之功。也就是说，我们要想调理人体的阴阳，它的总持、总开关就在任督二脉！

"导引按跷从中央出"，也可以说导引按跷的着落点首先必须放在这两条经脉上。此外，这里还有一个问题需要我们澄清，就是这里的跷是什么意思？有一种说法，按跷的按指用手的操作，而跷则指用脚的操作。结合现代的按摩，确实也有手脚并用的，当然用脚的情况还是很少。我认为跷不是用脚的意思，跷应该指跷脉，奇经八脉里有阴跷脉和阳跷脉，尤其阴跷脉是最靠近中的脉。后来发现，明代的张景岳也持同样的观点，颇有一点英雄所见略同的感受。

按跷从部位上来说应该是以中央为主，当然今天我讲的是自我的按跷，它的区域就基本上限定于前正中，而阴跷脉正好在这个区域。前面我谈到自己按腹的经历，那个时候是满腹按，哪儿痛按哪儿！也可以说那个阶段还谈不上按跷，更没有导引。但是今天回想起来，这仍是一个很重要的过程，不少朋友的身体就是在这个过程中得到了改善。按腹其实是一个发现问题解决问题的过程，找到了痛点或者硬结，就意味着发现了问题。虽然这些问题一般都局限在六腑的区域，但由于六腑与五脏的密切联系，决定了这些问题必然会影响五脏。通过按腹，直接解决六腑的问题，最终亦会带来五脏问题的解决。

以上向大家介绍了对中医及导引按跷的一些认识，下面会就导引按跷的方法做进一步的展开。个人体会，导引按跷比较方便的操作时间是早上 5 ~ 7 点，这个时段也叫卯时，手阳明大肠经在这个时候流注。此时按跷按腹，首先改善的就是手阳明。阳明大肠主管人体的降，阴阳的运动不外乎升降（出入），而升降互为其因，降好了，升自然会很棒。

这个时代的很多病都与降得不好有关，比如高血压、高血糖、高血脂、高尿酸等，都与降不好有关。而要调降，要在大肠流注的时候能够起床，我们首先要调整的就是起居作息，要是熬夜，那早上 5 点睡得正香呢。

导引按跷的方法

以上两节我们谈到的还主要是按跷，那么"导引"呢？导引的问题甚深，导引与按跷，重点还在导引上。从自我按跷的角度，我们方便操作的只是胸腹部，从经络的层面这里只有任脉、阴跷脉、少阴肾经、厥阴肝经、阳明胃经、太阴脾经等，那督脉、膀胱经、阳跷脉等这些经脉怎么作用呢？这就需要透过导引，导引的作用是全方位的。

导引的原则与针刺的原则一样，《素问·阴阳应象大论》里有一段很重要的话："故善用针者，从阴引阳，从阳引阴，以右治左，以左治右。"这是针刺的纲领，也是导引的纲领。只是现在搞针刺的人完全不在乎它了，比如我们一个右膝关节疼痛的问题，到医院的针灸科，大部分的医生都会围绕患者的右膝给扎满针。扎右膝不是不可以，但这就不是"善用针者"了！传统的观念本来在这里已经定义得非常清晰，但我们就是很难去遵循它，我们会认为直接的作用应该更好，"见"的确立真是太不容易！

如上所说，《内经》在这里给出的"从阴引阳，从阳引阴"是导引的总则。比如，我们用手触按前面的任跷二脉，这便是从阴，而"从阴"的操作必定会带来"引阳"的效应。引阳先是引动督脉，进而引动诸阳。阳动之后，又自然会产生引阴的效应，从而阴阳互动，最终实现效能的最大化。

通过导引来达到上述目的，这里面最重要的一个环节就是

"感"。导引按跷能不能上层次，就要看"感"的深度。因此，如何建立起这个"感"，或者如何找到这个"感"，便成为导引按跷的关键！为了帮助大家培育起这个"感"来，我要先来跟各位谈谈"咸"字。咸是《周易》的一个卦名，这个卦用比较专业一些的词说，就是泽山咸。上卦为泽兑，下卦为艮山。咸卦表达的是什么意思呢？象辞里这样说道："咸，感也。柔上而刚下，二气感应以相与，止而说。男下女，是以'亨，利贞'，'取女，吉'也。天地感而万物化生，圣人感人心而天下和平。观其所感，而天地万物之情可见矣。"

从万物的化生，到天下和平，都离不开感。而象辞很明确地将咸定义为感，所以，要弄清楚感还得先从咸开始。在《易经》系统里，乾坤是最基本的卦象，乾坤亦被视为最初始的父母。由这对父母生养出六子，其中三为男，三为女。三女分别是，兑卦少女、离卦中女、巽卦长女；三男分别是，艮卦少男、坎卦中男、震卦长男。由父母带上六个子女，这便构成了八卦，亦称为"八经卦"。然后，八卦两两相重，便形成了六十四卦的《易经》系统。咸这一卦上卦是少女（兑），下卦是少男（艮），当少女与少男相遇便称之为咸，亦叫作感，这就很微妙了。大家不妨回忆一下，当我们情窦初开的时候，当少女碰上少男（或者少男碰上少女）脸会发红的时候，这是什么滋味呢？这就叫"感"！这里面没有丝毫乱七八糟的东西，只是一种异样而甜美的感受。我看到我们有些人已然回忆起了那一刻，已然沉浸在妙乐之中，那真叫心有灵犀。《易经》的系统里，女遇男的卦很多，但唯有这一卦称为咸，这是很值得考究的。男女阴阳之间的异性相吸，是一种自然，而咸卦的这种相吸，被孔子描绘为："二气感应以相与，止而说（通'悦'）。"显然，这样的相吸是唯美的，是纯真的，是有力量的，并且超越了男女之事！由咸而引申出咸池，咸池后又被演绎成桃花，从而羁绊于男女的情欲之中，由此生出无限的痛苦。因此，"止而说"实在耐人寻味。

天地万物之情，天下万事之状，好与歹，都是这"二气感应相与"而成。二气，或天地，或男女，或刚柔，亦就是这个阴阳。而阴阳怎么感应相与呢？我想亦不过是《素问》所说的"从阴引阳，从阳引阴"。前面谈到，上述八字是导引的纲领，而"感"是导引的关键。感，《康熙字典·增韵》云"触也"，阴阳（二气）相触，而有觉、而有知、而有应，故曰感觉、感知、感应。因为感而有觉知，亦因为相应而有道交，而有力量。因而"感"是一个既有觉知，又有力量的过程。通过触按任脉、阴跷脉等阴位区域，首先会引发对督脉等阳位区域的动静觉知，这即是"感"的过程，亦就是导引的过程。而这个动静、觉知、力量，会随着感的深入，导引的深入，变得越来越明晰。

这里我想再进一步地强调，导引是一门功夫，是功夫就需要时间，不能一蹴而就。我不敢确保大家会不会立即生起这样的感，因为透过咸我们可以窥见，为什么将少女少男相遇定为咸？少男少女有什么样的特质呢？我想纯真应该是最起码的特质！纯真是少女少男的特质，是咸、感需要的基本条件，亦就是导引的基本要求。"纯"是纯粹、单纯、不杂，这是导引应该尽力做到的；"真"是真切不虚，导引必须有真实而切身的感受，没有切身的感受，谈不上导引。

现在我们可以来做一个尝试，来体会一下这个"感"。请大家轻轻地闭上眼睛，平时我都是很放松地平躺在床上做，现在大家可以很放松地坐着做。我们可以将双手手指（主要是食指、中指、无名指）相对相并，以指腹触按在前正中线（任脉）上，这个操作过程即是从阴，而接下来的引阳能否发生，很大程度取决于我们的感！当然，这个"感"开始的时候不一定马上就出现，或者开始的时候不一定很清晰，但慢慢就会出现并清晰起来。

（安静数分钟后）

好！大家慢慢把眼睛睁开，有什么感受吗？

有感受的请跟大家分享一下。

（分享略）

刚刚部分同仁分享了按跷导引的感受，这些感受虽然不尽相同，但基本都在背后（阳位区域），这可以说是对"从阴引阳"很生动地描述。前面我们谈到，导引过程中的感，既有觉知的成分，又有力量的成分。我们先来谈觉知，这个觉知具有定向性和靶位性。也就是说它会首先觉知你有问题的地方，这个过程也可以说是发现问题。发现问题，而且尽早地发现问题，对于健康而言，其实是蛮重要的一件事。而透过导引发现的问题往往是身体还没有呈现出的问题，这就起到了先见之明！导引的觉知是与力量同时发生的，所以在觉知问题的同时，这股力量亦在作用问题、解决问题。而且这股力的作用很深，我的体会是外力的作用很难达到这个深度。如果通过导引按跷，能使上述的觉受慢慢生起来，那么，自主健康，圆满养生，至少就迈出了第一步，对自我的认知也将因此建立起来。

"感"在中国文化里实在是太重要的一件事，我们经常讲到的"感通"二字，也是孔子对易的一个很内在的诠释。《周易·系辞》曰："易，无思也，无为也，寂然不动，感而遂通天下之故。"传统的很多东西怎样才能通达呢？透过感才能够通达！中国文化里文字的重要性也是独有的，我们经常讲"文以载道"，"易"这个字就是个很好的说明。易的造字是上日下月，将日月合并则为明。明是智慧的表征，易则为开启明德之学，故为究竟。易之所以列群经之首，亦在于此。又，日为阳，月为阴，阴阳为显现的总括，此则为方便。从方便的层面论，亦就是二气感应相与，亦就是二气相交，故有感通，亦有交通。这些都是导引按跷的法则。

有关"感"，相连的词很多，都是有深意的，比如上面的感通。就中医这门学问而言，我们会特别注重"通"，通几乎是健康的代言词！比如《金匮要略》的名言"五脏元真通畅，人即安和"，就很好地说明了这一点。但怎么通呢？我在开讲的时候向各位报告的《异法方宜论》，可以说都是在用不同的方便来实现通。砭石、毒药可以通之，九针、灸焫可以通之，导引按跷亦可通之。而上面的五通有什么区别呢？大概言之，导引以外的四通都要借助外力，这就存在矫枉过正、过犹不及的可能。而由导引带来的通，是由感而通，是由内引发，是量体裁衣，是恰如其分！

还有如"感动""感化"，都是因感而发。动与静是相对的概念，动有肉体层面的动，也有心层面的动。如果动到心的层面，会产生情绪的变化，会悲伤流泪；如果动到肉体的层面，便会影响气血。相比而言，肉体的层面要较心的层面浅，虽然两个层面可以交相作用，但心的层面影响肉体层面要更容易一些。透过导引的感，首先动到的一定是肉体，进而由此影响心，最终实现身心的互动。我在这里想，由感而生的动（或化），甚至应该可以作用到身体的某些特殊形质。比如，身体长的瘤子可以通过手术刀或者激光什么的去动它，那可不可以通过"感"去动它？！通过"感"去化它呢？！这是值得大家去探索的问题。

总之，导引确实甚深微妙！而《内经》将导引定为中央之法，更显出它的奥义，这是黄帝赐给中华民族的瑰宝！如果我们不能认知它，进而享用它，那就愧对黄帝，愧对列祖列宗了！这一节我们透过"咸"开启了导引之路，在咸里我们谈到了少女少男，谈到了纯真，而纯真永远离不开善美。什么是善美呢？当我们的起心动念，当我们的日用行持，总是为着众生的时候，纯真便从中而起，善美便油然而生。

以上是我对导引按跷的一些切身感受，当然我谈得比较粗略。由于个体的差异，想谈精细，还有些困难。比如导引的时间，导引时触按的力度，以及在每个地方停留的时间等，这些都需要结合自身的情况来确定。一句话，要跟着感觉走！

不过，有两个部位还是想在这里强调一下。一个是膻中，膻中是任脉的一个重要大穴，也是心包的募穴和气会穴。除此之外，膻中还是十二官之一，《素问·灵兰秘典论》称其为"臣使之官，喜乐出焉"。由膻中的这个特性可以看到，它是我们良性情绪的起处，如果用更现代一些的词语，膻中即是正能量的起处！现在激烈的竞争使得我们所处的环境充满压力，很多负面的情绪，则使得太多的人陷入深深的抑郁之中。很显然，膻中是带领这群人从抑郁中走出的一个最好不过的官员！

还有另一个部位就是神阙，神阙也是任脉的一个大穴，是人体真正的中央。既然导引按跷从中央出，那么神阙就是一个需要重点考虑的地方。中医的体系讲求形与神俱，方能尽终天年。而形之与神，神又位列第一，是重中之重。故而针道有"上工守神，下工守形"之说。顾名思义，神阙即神出入的地方，若这个地方有障碍，神不能安然出入，结果当然会很严重。通过导引按跷，保持神阙的舒畅洁净，神之出入悠然无碍，神机自当永葆。

从理上而言，导引按跷这门功夫的作用是全方位的，它所能够解决的也应该是所有的问题。但就事而论，因为个体条件的差异，并非每个人都能够契入，也并非每个人都能从中找到感觉。所以，我既希望大家能够直接地从导引按跷中获得健康，更希望大家透过导引按跷的理，开启对中医和生命的正见！

按腹琐记

反身而诚，乐莫大焉

腹乃六腑之聚集地。其闭塞，其不通，我们很容易通过腹部的手法探知到。也就是适度力量的按压，若现疼痛，此处便是闭塞不通之处。于此处保持力度，直至疼痛减轻或消失再移他处按压，渐至整个腹部。透过此法可使六腑通畅，六腑通畅，五脏才能藏精，生命才具有活力！

腹部的按压都为泻，是以泻为补，通过泻来实现补。以我个人的理解，虚多言五脏，实多指六腑。故五脏之虚多由六腑之实所致。以五脏藏精气，虚则不藏，故曰精气夺；六腑传化物，实则不传，不传则闭塞聚积，故曰邪气盛。

按腹琐记 1

按者从手从安，安者不动也，故按者以力压之而不动也。腹部即适宜此法，故曰按腹。按压以痛为处，触及痛处以能忍受为度，不能忍受者力可稍轻，如此由浅及深，按至痛消始移按他处。余按腹第八日，每晨四时许开按，不觉即到六时。《老子》所谓"虚心实腹"于斯可见！

按腹琐记 2

按腹第九日，按压腹部，其痛点会此隐彼现，此起彼伏，层出不穷。盖积聚日久，非一日而成，故按之亦非朝夕之功。以六腑通一分，五脏藏精即多一分，自然饮食日香，精力日旺。

按腹琐记 3

按腹当切记从阴引阳，从阳引阴，此起彼伏，此隐彼现，层出不穷。以此处之痛经按压已消，当按彼处时，此处之痛又可能浮现，然此非旧痛复发，乃深一层的病灶引现。按腹亦会波及深层脊前之疼痛，此皆阴阳相引，由浅入深，是为吉兆。只遵前述原则，持之以恒，不日必有消息！

按腹琐记 4

按腹今日进入第十五日，体会到了坚持的可贵！每日仍于晨四时至五时起按，持续一小时余。按至第十五日已渐由浅入深，由表及里，按及神阙（肚脐）两侧，常能感到股股热浪流向后腰骶及两腿，温暖舒适无比。按腹要在虚心实腹，心念专注于手下之感觉，故而不唯畅腹健身，亦为禅定之一种。

按腹琐记 5

按腹进入第十七日，随着力度和层次的由浅入深，渐渐感到双手齐按有些吃力，有时需要腾出一只手来助力。所以这又是一项体力活，一举而两得。一边按一边静心听腹内咕咕的流水声，有一种很有成就的感觉。陈玉琴老师甚是注重此声，认为此是积水流通和消散之声，余亦深以为然。

按腹琐记 6

按腹进入第二十一日，每日皆在一小时以上。按中不同的水声，听起来甚是欣慰：功夫不负有心人！这个水声是玉琴老师最为关注的，可以从中听出各经的问题、畅通的程度。余则以为此关乎水气，水遇寒则积，积则不通，不通则痛；得温（阳）则流，流则通，通则不痛。斯亦按腹之本义也。

按腹琐记 7

请有兴趣按腹的朋友仔细参详之前发的相关博文，这里只能给出大致原则，具体还需各自领悟。大抵次第，从上至下，从中至右，然后至左。按腹乃以痛为穴，寻找痛处按之，以能忍受为度，不宜强求！按至痛有缓解，方移他处。又，重按至痛乃泻，轻按无痛乃补。按腹系以泻为补，故以重为主。然重仍需有度，以能忍受且有舒适感为宜。套用一句俗语就是：痛并快乐着！若非如此，暂且勿施此法。

按腹琐记 8

腹乃凡圣同居、真元污积同处之地，污浊积聚多一分，则真元必少一分；反之亦然。污积所居必障经脉而不通，不通则痛，故按腹之要即寻此痛结处而按之。既为污积，则非一朝一夕而成，亦非一朝一夕而可按散。需循序渐进，不可操之过急。余今按腹已二十四日，痛处仍层出不穷，是可见一斑也。

按腹琐记 9

按腹第二十六日，益感经典所述不可思议。随着按压层层深入，随着痛处此起彼伏，牵拉隐痛感、放射感、温热感、消融感……亦此起彼伏。或至腰肾，或至肝胆，或至心脏，或至于肺……《内经》《难经》言五脏之积皆聚于腹，是以通过按腹，不仅畅达六腑，亦可使五脏之积消于无形。

按腹琐记 10

腹为坤地，按腹手法以取静为原则，勿大幅度动作为宜。若于老人及自身力量不济者，可家人代按。代按手法重按轻揉，总以静为主，自按则只能守静。然虽是静，随呼吸起伏，力度变化，动亦在其中。

按腹以痛为腧，痛乃阴实所居，按而散之，阳气即归，于睡眠之帮助大有妙用！

按腹琐记 11

所谓按腹之"虚心实腹"其实就是一个专注！心无旁骛，唯系于手下之腹内，感受腹内及由此而引发的所有反应，享受此一过程。按腹乃体力和心智禅定兼具，按后通体微微汗出，乃于床上安息一会，双手重叠置于脐上，掌心对住肚脐，男人左手在下，女人右手在下，感受片刻腹内的变化。

按腹琐记 12

《灵枢·百病始生》谈到外邪致病可以通过人体皮肤、络脉、经、伏冲脉层层深入，最后留着于肠胃与募原之间的诸筋诸脉，着而成积，以成百病。于此百病，治之奈何?《灵枢》给出的原则是：察其所痛，以知其应！按腹按其痛处，即为知其应也。又，重按至痛乃泻，轻松乃补，是补泻亦在其中矣。

女性月经期若经量正常或偏少者可用正常的力度；若经量偏多，宜轻按为好。对于痛经，按腹有特别的意义。

按腹琐记 13

《内经》将病邪大抵分为三个来源，一是风寒六淫一类；二是饮食所伤；三是情绪所感。其中情绪在树桐先生的体系被喻为"五毒"（怨、恨、恼、怒、烦）。这三个来源不同，但最后都可以聚积到腹部，从而成为百病的癥结。按腹的目的其实就是散除这些癥结！按腹反应所以各异，此亦为根本之缘由。

按腹琐记 14

按腹虽有法，然又无定法，虽有次第，又无一定之次第，要在跟着感觉走。而更要者，又在乎明理。按腹在于散除腹内结聚，经云："六经为川，肠胃为海。"腹内结聚散除，百川方能归海。故虽一按腹，六经之用在其中矣。从按腹过程之反应，时而通上，时而彻下，时而达于腰背，即能证明。

按腹琐记 15

按腹第三十七日，按腹已成每晨必修的功课，在这个过程中体会生命的奥妙。首先历经月余的训练，臂力、腕力、指力皆有大幅提升，精力较前旺盛。尤为可贵者，觉知力渐渐增强，对于能体和肉体的相互作用过程渐渐明晰。虽说渐入佳境，然亦伴随起伏和低谷，信心于此仍为决定之作用。

按腹琐记 16

前面已谈及《灵枢·百病始生》篇，今日重读，益觉按腹之理事尽在其中。如篇中云积聚停着于不同部位会有不同表现，当"其着于伏冲之脉者，揣之应手而动，发手则热气下于两股，如汤沃之状"，真是再形象不过了。再看看周围的朋友，随着按腹的深入，身心皆有不同受益，还有什么比这更乐呢？！

按腹琐记 17

按腹第四十日，痛处仍然层出不穷，感叹怎么会有那么多邪气深入腹地？！回想《素问·上古天真论》云："恬淡虚无，真气从之，精神内守，病安从来。"今又阅《素问·移精变气论》谓："此恬淡之世，邪不能深入也。"乃知自己这几十年都不在恬淡之中，不是烦恼即是五毒（怨、恨、恼、怒、烦），邪便得以长驱直入。

按腹琐记 18

按腹第四十四日，益感奥妙无穷！古云"腹内有乾坤"，诚非虚语。按腹其实是一个寻找"痛苦"的过程，因为只有找到痛苦，才能解除痛苦！按腹由浅入深，是感受体（物）力的过程；按腹由深而浅，是感受心力的过程。重按之后，将手轻置于腹部，亦能感受腹内翻腾，甚而通天彻地。妙不可言！

按腹琐记 19

按腹第五十三日，领受了刘止唐先生所云"反身而诚，乐莫大焉"。透过每晨的按腹细细感受身心的变化，其实按腹亦是一个反身而诚的过程。有条件的人想着周游世界，想着从各处的美景得到乐趣，其实真正的乐趣在自身这里，如果我们能够将关注外界的力转而向内，就一定能品味出这腹中的天地。

按腹琐记 20

按腹第五十四日，痛处仍多，但渐趋深沉，很多时候都取一手助按方觉够力。俗称"心有千千结"，看来腹内亦有千千结，《神农本草经》于多处皆言"心腹结气"，心与腹之关系甚值寻味。按腹是细工慢活，切忌操之过急，对于大的硬结，有时反取轻柔之法，只需手指搭在硬结上即可，要在细细感受手下变化。

按腹琐记 21

按腹的理要弄明，理明了，操作便非难事！不少人只图现成的操作方法，这样一则遇事难以变通，二则行不久远，终究难以获益。按腹若着力，乃取按而散之，按散腹内积聚结块。而积结所在多为痛之所在，《素问·举痛论》几乎将所有的痛因定义为寒，而按腹过程时有暖流温煦，即为"寒者热之"也！

按腹琐记 22

明日按腹即第六十日，本月七号进入冬季。《素问·金匮真言论》有"冬不按蹻"一说，既云"冬不按蹻"，那按腹可以吗？冬所以不按蹻，乃因冬为藏精之季，按蹻（尤以头、背、四肢等阳面）可导引阳气外出，与藏精不相符合，故不按蹻。而腹乃至阴之地，按通腹内阴结，可以帮助藏精，故冬亦可按腹！虽然冬可按腹，仍需避免于藏时（亥、子、丑时）按之。经云："夫精者，身之本也。"故任何方法都要以避免伤精为前提，任何方法都以能护持精为前提，在这个前提下，又法无定法，万法归宗！如冬日伤寒用麻桂似违藏精，然伤寒若不汗解，阳气久久难归藏位。汗解寒去，阳自复藏，故虽曰麻桂，亦以藏精也！明此乃得乎！

按腹琐记 23

按腹第六十九日，右腹硬结虽仍多，但确实感受到功夫的长进。这个长进，既体现在觉知的提升，亦体现在物力到心力的变化。所谓"物力"，即随压强所形成的力，压之越重力亦越大，感受亦越强，初按的一段时日基本只有此力。时稍久，心力渐现。所谓"心力"，即心意专注之力，此力无关乎压强，心力无关乎压强，手指轻触按处，力即形成，此力能透深透远，真正体现由浅入深！即轻浅触压，而能形成深入的作用。

按腹琐记 24

按腹第七十二日，实际上随着按腹的深入，身体其他部位的觉知与传导亦同步增益。现每晨皆轻按膻中片刻，视为按腹前行，亦视为早朝，因膻中乃心主之宫城！当手指轻压膻中，腹内即现鸣响，然后再按压胸胁某处感觉需要的地方，其上下之畅达皆甚明显，后再移至腹部依次按压。

按腹琐记 25

按腹第八十七日，近期未写琐记，一因繁忙，按腹时间略少；二则显效不著，不欲着笔。可见虽一按腹，道在其中！按腹与针道相通，亦有"粗守形，上守神"之别。所谓守形即唯以蛮力求之，欲以狠劲按散硬结，此途往往欲速不达。是以按腹仍当守神为要，力道适中，专注为要，或能事半而功倍焉。

后记

春节大家喜欢贴春联，而比较喜爱的横联是"五福临门"。其实我们每个人的腹就是人生的重要福地，是五福之地！这块地实在值得我们好好地耕耘，耕耘好了，五福才能临门。而按腹则是我们能够方便把握的耕耘之法！

《素问·异法方宜论》云："故导引按跷者，亦从中央出也。"这是按腹的依据所在，而按腹的归结亦在此中央。腹部的肚脐区域是我们整个人的"中央"，而任脉是我们的中线，从脐（神阙）至鸠尾则属中焦区域，这三个"中"都应是按腹的重点。只有中的问题解决了，才能产生"和"的效应。而导引和按跷必须结合！

饮食有节

吃好饭，厨房即药房

话说"吃"与"痴"

乾隆是最长寿的皇帝，活到 89 岁，与帝王平均寿命 39 岁形成鲜明对比！今早听向斯先生的谈论，知乾隆一生很注重养生，有"十常四勿"等。而究其核心，就是《素问·上古天真论》的"饮食有节，起居有常，不妄作劳"。长寿不是要多吃点什么，而是少吃些什么！

游历华山时，请教中山大学生命科学院的马教授，据言长寿机制的研究已经非常清晰，但干预的手段却十分有限。目前世界范围公认的有效措施是热量摄入限制，也就是：少吃一些！于此不由感慨《素问》的养生大则——饮食有节！希望长寿一些的朋友们，尤其是富人们，长寿不是要多吃点什么，而是少吃些什么！真个是此事两难全，经历物质匮乏的一代憋足了劲儿搞经济，等到物质极大地丰富了，却发现许多病竟是吃出来的，自个儿给自个儿挖了坑！

暂且撇开上面的，此处要话一话"吃"与"痴"。这些年来有一些研习文字的心得，感到声音是文字太值得重视的一个方面，尤其声音相同或类似的文字，总有千丝万缕的联系，比如上面的"吃"与"痴"。

"肠肥脑满"这个成语首见于《北齐书》，虽说这是一则损语，却是损到了点子上。肠与脑有什么关系呢？好像八竿子都打不到，但实际上这肠与脑还真有关系呢。脑在中医里被定义为奇恒之腑，而在西医学里它却是神经中枢。打开《伤寒论》的阳明病篇，我们会发现，几乎脑子出毛病的重要表现都集中在阳明病篇，如神昏、谵语、善忘等。阳明病虽然讨论的是胃家实，其实与大肠的关系最切。大肠的功能主要是通降，而脑又称为清虚之府，清是清灵，虚是空灵。脑的清灵、空灵之性须依赖于肠的通降之性。肠失通降，肠肥了，浊气下降不利，日积月累，必上逆清虚之府，于是脑为之满，便失却空灵了。空灵、清灵了，才有明、智慧。无怪乎西医学将肠作为人的第二脑，也无怪乎十二经里面有一个"阳明大肠"！

古语"智"与"知"互通，现在将"知（智）"放入"疒"里，痴所以为痴，大家自然有会心处。肠肥多由过吃，脑满必是痴路。诸位是宁愿由吃而痴呢，还是少吃一点？

大家慢慢吃

今天下午，有一位糖尿病的患者来诊。我问道：你吃饭是不是很快，是不是 10 分钟内解决问题？患者笑着点头！处方开好后，我叮嘱这位患者：先把吃饭的时间翻倍，一定细嚼慢咽！

患糖尿病的朋友不妨试试，血糖会有变化的！试着把吃的速度慢下来，慢慢地咀嚼。如果过去 10 分钟吃完，现在改成 25 分钟；如果过去咀嚼三五下就咽下，现在硬性规定咀嚼 50 下。扒入每一口都放下筷子，细细品尝，真正做到"食不厌精"。你会发现，饿和饱的问题会得到同时解决！

"民以食为天"出自《汉书》，而之前的《论语·乡党》有另一则孔子对食的描绘，即"食不厌精"！以天比食，道出了食对民众生命维系的重要性和根本性；而以精绘之，则几乎是实现上述根本性的唯一途径。精非精美，而是精细，要指食物咀嚼的过程不厌其精细，食若不厌其精，淡饭粗食亦足以养人！

食不厌精，要在咀嚼充分，咀嚼充分，唾液的分泌亦就充分。我们平常喜谈的"消化"二字，"消"指食物在口腔的过程；"化"则是经历消然后进入胃肠的过程。消字三点水，意味着有水才有消。所以不充分咀嚼，没有充分的唾液，就难以"消"之，没有消，何来化？

今天虽有极丰富的食物，却乏"食不厌精"，食就难以为天了！观今之食者，要么急食快咽，要么心不在焉，一边看手机，一边吃饭，如此非但不能享受美味，反倒吃出许多病来。尤其糖尿病的患者，需要检点一下自己的吃相，大多都属吃得飞快的一族！现在大家都知挑拣食物，有条件的不惜高价买有机食品，其实，不在于什么食物，而在于怎么吃！

大家慢慢吃！

现在就开始做到

我曾多次强调过消化的含义，从饮食的角度而言，其实吃什么的重要性远远不如怎么吃。

现在有条件的人开始关注食物的安全，开始挑选有机食物（不施化肥农药的作物），但真正的有机又有几何？回到大自然里，有毒的东西其实并不比无毒的少，否则炎帝神农也就不会一日而遇七十毒了。那么多的毒生长在大地上，为什么我们喝的水却没有毒呢？因为经过了土的作用！所以，自然界里，土是最具净化和解毒功能的东西。

只是大家不要忘记了，我们人身上也有一样的土，这个土就是脾胃。脾土开窍于口，唾液即为脾涎，我们为什么如此强调咀嚼？因为细致的咀嚼可促使大量唾液的分泌，而这个土之液除含有消化酶外，还具有超强的净化解毒能力。过去在民间要是被什么叮咬了，都会以唾液来消毒。食物的干净程度我们是无法控制的，但对这些食物的净化权，却把握在我们自己手里。与其整日忧心于食物的不净，倒不如把饭吃好（充分地咀嚼），这是我们从现在就可以开始做到的！再比如，节假日（尤其是春节）家人欢聚、分享大餐之余，不妨之后适当吃简单一点，青菜不用炒，用清水煮开即可，味道纯美。煮菜的水当汤喝，更是别有风味。不吃素的朋友加一个肉菜，这就过节过年了！过去，物质匮乏，所以过年要多吃饱撑。时代不同了，正要反过来，趁着过节过年让胃肠休息。这是我的理想，虽然不一定能实现。

想减肥瘦身的人很多，但真正成功的却非常有限，个中缘由恐怕与我们只关注减肥的过程而忽略了生活方式有关。其实，肥肉多半都是从不良的饮食生活习惯中漏进来的。不先止漏而欲减肥，就难怪事与愿违了！

糙米里的道理

说起饮食，有一个人不能不提，她就是我去日本了解到的 90 多岁高龄的东城百合子先生。她倡导厨房就是药房，推广自然料理，现在每年仍要做上百场演讲。东城百合子的一生几乎都在与饮食打交道，在经营她的健康料理。从她 24 岁罹患肺结核濒临死亡，因食糙米而获救，便一发不可收拾。

"料理"一词，司空见惯，便很少有人去追寻它的究竟。在日本民众的眼里，料理等同于饭菜，而饭菜以料理代之，起于何时？此处虽无意去考问，但料理二字却是耐人寻味。料理的核心是一个"理"字，中国人讲"有理走遍天下，无理寸步难行"。为什么呢？因为理从道出，故又有"道理"二字。

就糙米而言，为什么能够疗愈垂危的肺结核？因为糙米与现今大众普遍食用的精米虽同出于稻谷，但糙米的加工仅去除谷壳，而保有精米去掉的种皮、谷皮及糊粉层，从现代营养学的角度来讲，这三层恰恰是富含维生素、蛋白质及脂肪的部分。从中医的角度来讲，稻为肺之谷，而肺主皮毛。因此，于稻米而言，糙米保有的上述三层，正好属于皮毛的部分，是作为肺谷的稻米的精华中之精华。可以说，稻米之所以能够作为肺谷，恰恰是因为有这个部分。至此，糙米为什么能够养肺，进而滋养全体，也就不言自明了。从这个意义而言，精米的制作和普遍食用，无疑是人类干的一件最对不起上天，也是最作贱自身的蠢事！糙米的益处还不仅在此，由于糙米保有的三层，使其较精米而言，具有更大的韧性。故而在食用的过程中，便不能如精米一般囫囵待之。糙米的食用，你必须认真对待它，你不得不细嚼慢咽！这便应了《论语·乡党》中孔圣的"食不厌精"。

实在地说，饮食并不在于吃什么，而在于怎么吃。"消化"一词，其义本广，但现今主要用来做食物的消化了。就食物的消化而言，消归消，化归化。消在口腔中完成，化则归于肠胃。消的过程可以自主，化就由不得你了。而化必以消为前提，唯有好的消，才有好的化，这是一定的道理。那究竟什么才是好的消呢？从"消"的造字从水便知，必要口中有水了（唾液），才算得好消，这便是所谓的"食不厌精"！口中的水为什么这般珍贵？我们看一看"活"字，便一目了然。故而糙米的食用，不仅仅是糙米的本身，更在于糙米的食用规范了饮食的过程，使得食物的消化更具效能，更有利于健康。我们常说病从口入，食物未经"消"的过程，便囫囵下之，其结果必然难化，如此，食下的不过是一堆垃圾，何能不病？！因而，一个糙米实在是具有无量的功德。

由东城百合子的料理，使我想到了商初的伊尹，伊尹身为厨祖，亦为汤液的鼻祖。而至东汉，仲景论广汤液为《伤寒杂病论》，至此汤药方剂流布渐广，日本亦深得其益，并尊之为"汉方"。由伊尹至仲景，这一路下来，我们不禁感叹，东城先生的健康料理，东城先生的"厨房即是药房"的提倡，何尝不是一种回归先圣的道路。健康料理的精髓，在于回归天道，在于体认自然赋予食物的生命力，而在食物料理之外，我更中意于东城先生的精神料理。先生一生历尽坎坷，九死一生，却能笑迎生命困顿的风雨，此刻我突然想到了《周易》困卦的象辞，象曰："困，刚掩也。险以说（悦），困而不失其所亨，其唯君子乎！"诚然，先生即我心中的君子！

起居有常

睡眠穿衣的健康智慧

晚睡熬夜：伤肝与爆肝

台湾之行，听到很流行的词，一是"伤肝"，一是"爆肝"。所谓"伤肝"，是熬夜到凌晨1点，如果超过1点，就叫"爆肝"了。这两个词的运用，煞是精确，也映衬出台湾民众的中医水平。按子午经络流注，子时胆，丑时肝，肝胆相照，皆属于木，以生为本。按照《内经》的教导："善养生者，必奉于藏。"就一般人而言，睡眠是最容易获得，也是最为自然的藏。既然肝的养护以生为要，而生以藏为基，那么依时的睡眠（子时入睡），无疑是养肝的至宝！睡眠一事，早也是睡，晚也是睡，横竖都要那么多时间。可早睡了（11点前）养肝，晚睡了（超过11点）就伤肝、爆肝。养肝乎？爆肝乎？大家自选！

中国文化讲求体用。我们前面说的伤肝与爆肝乃是从体上言。因为肝气的升与发，乃是以肾的藏精为本为体。依时而睡，肾便能够很好地藏精。肾能很好地藏精，肝之升发便有源泉，肝的作用便能很好地发挥。但，肝的作用要想很好地发挥，除有精源外，尚赖于气之温暖。为什么肝要应于春时呢？就因为春气之温！恰如春风杨柳万千条，肝得温暖，便能条畅，以现盎然之生机。而稍稍遗憾的是，有些人似乎只知其前，而欠知其后，不仅衣着上不注意保暖，而食冰饮冷更成时尚。所居之地天气虽热，然而炎热恰是伤寒伤冷的因缘。《素问·热论》说的"今夫热病者，皆伤寒之类也"亦暗藏此机。

按照《伤寒论》的教导，炎热的季节，阳气在外，胃中虚冷，正宜顾护胃阳，饮食温暖。反食冰冷，不但有违天时，且更是杀伐肝之生机。除了少吃一口，还要注意忌食生冷。冷一方面指温度，尽量吃喝不低于体温的饮食，尤其不应吃直接从冰箱取出的食饮。冷的另一方面是指所食食物的性，如果性偏寒凉的都在禁忌的范围，如水果里面的西瓜、雪梨等。为了一时口快，不惜伤肝、爆肝，值得吗？！

为什么要强调子时入睡？

一阳来复是谓归根，那什么时候归根呢？静的时候归根。老子说："归根曰静，静曰复命，复命曰常，知常曰明，不知常，妄作凶。"以普通人而言，睡眠是相对最静的时候，这个时候最有利于归根，另者，中医讲求人天相应，天地于什么时候归根呢？子时归根。所以《素问》强调"起居有常"，这个常就是天地变化之常。亦即人归根与天地归根之时一致，就叫相应，就叫有常。为什么要强调子时入睡？即为这个相应和有常也。归根相应便能复命，人的一生大都在耗费生命，若无复命机制，那生命持续不了几天。有此复命，生命即可持续，此即为"常"，若不知此常，即为妄也，想保持健康必定困难。所以睡眠太重要了，慎乎！

应时的睡眠是蓄养阳气的最佳途径。睡眠的过程属阴，阳气是在阴的过程中养，在阳（觉醒工作）的过程中用，《素问》讲"奉阴者寿"，其中一个意思就是将阳气蓄养的过程（阴）奉持好，便能得到长寿。睡者水也，二者一音。睡眠是阳气入阴的过程，实际就是水的过程。肾主水，乃封藏之本，精之处也。故睡眠最与肾相应，乃封藏的过程，聚集为精的过程。聚精方能会神，精是神的基础，故曰精神。肾所对应之时为亥、子、丑（21：00 ～ 3：00），此亦为睡眠的黄金时间，若想于睡眠中使身体修复，便要适时睡眠。

衣食住行，以衣为首

（一）

"三分治，七分养"，这是定论，是务须认识的问题！身心的每一次病痛，其实都在告诉我们，我们没有养，或者养不到位。只是每当一次病痛获得暂时的疗愈，我们大都好了伤疤忘了痛，不明白这是一次告诫，亦不知治疗的功效即便做到圆满，也只是三分的作用。

开通微博以来，很切身的感受是，关心治的人多，关注养的人少，此恰如医圣张仲景于《伤寒论》序中所言："崇饰其末，忽弃其本，华其外而悴其内，皮之不存，毛将安附焉？"养之一途，无外身心两路。养心要在适情，所谓恬淡，所谓虚无，都在超越情绪的把控，不做情绪的奴仆。心一旦沾情（绪），便就无暇顾及五脏，真气亦就不能从之。养身则不外衣食住行，当于此四日用中体察何以为养。四日用中，以衣为首，足见衣养之重要！

乘坐高铁动车，我习惯正好顺手写几则微博。没想到一时入神，竟错过了高铁。候车室内，晃眼望去，露大腿的多半是女性，这便是完全没有衣养，诸多妇科疾病之因亦就由此种下了，只待何时收获罢了！至于食养，放眼望去，更没几个会的。现今人们只知要吃什么，却全然不知怎么吃。慌慌张张也是一吃，忙忙碌碌也是一吃，谈笑风生也是一吃，边玩手机也是一吃，完全不理会圣人何以要规定"食无言"。如此之食，只是饱了肚子，养了"三高"，于养生实无大益！

养之与治，养是共法，治是别法。所谓共法，人人皆一，都要遵守；所谓别法，随病证不同，因人而异。之所以凡属微博里的问病，皆一概不作答，实是无法答之！此中究竟，还望大家能够参透，能够谅解！比如前面的衣养即是共法，不能违背。衣之作用，除了遮体，更重要的是保暖御寒！除了《内经》这部宝典与黄帝有关，衣物的发明亦与他老人家分不开。衣与医（yī）同音同声，实不是偶然啊！医圣仲景的论著不以别的命名，实是要大家明白寒的危害，不仅百病多从寒上起，就是百死亦多由寒而致。《伤寒论》序中道述仲圣家族之诸多死亡中，伤寒十居其七，照我看来，今日之死就不只这个数了。因为现今有太多造寒的机器充斥在我们的四日用之中！

在我的老家湖南，有这样的古训："端午未过，不送寒衣！"端午是什么时节？已是盛夏了。这个时候才送寒衣，棉衣棉裤才收入箱底。古人防寒到了这个程度，寒之伤人可见一斑了。只是到了今日，到处冷气开放，恐怕已无端午可言了。寒衣送乎？不送也！挚友一弘先生，深通易理，谓治病重在断寒根，如何断寒根呢？就是要特别注重下肢的保暖。若以这一点来观照当代，寒根难断啊！这便知今日的病不好治。

写到这里，前座的女子下腹绞痛，一看，又是穿短裙的！只好收笔，且去援援手吧！

（二）

接着上面的话题，继续谈谈衣养。

昨日立夏，进入夏三月，《内经》谓之"养长"。所谓"长"者，伸展壮大之意。夏三月，天地给我们呈现的就是这样一幅气象。无论是夏天的烈日，还是万物的蓄秀，无不是这幅气象的写照。而养长正是要和上这一气象。随着天气的逐渐炎热，我们卸下了冬春的层层厚衣，肌肤充分地向天地"伸展"，女孩子们更是迫不及待地换上了短装！因为炎热，皮肤的腠理充分开泄，汗液随之而出。汗是机体排除寒邪的最重要途径，深秋以后，由冬至春，三季里面积聚的寒邪，经过三个夏月的汗出，便能所剩无几！所以，夏日里使皮肤常处于开泄潮润的状态，便是最容易实现的"养长"！

只因现代科技的发达，空调冷气的普遍开放，反使老天赐予我们的垂手可得的养长变得困难重重！动车里常把冷气开足，坐我右前排的两位美女清一色的短装，一位超短裙，一位超短裤！车厢内的温度不知多少？反正我穿着带衬的牛仔裤，上身长袖衬衫外加一件夹克，正觉得合适。大概过了一个小时，穿超短裤的这位女子先是右大腿上起了小片风团，不久左臂近肩处更泛起了大片风团。这不就是《伤寒论》太阳病篇说的"以其不得小汗出，身必痒，桂枝麻黄各半汤主之"吗！

夏天室外和室（车）内温差甚大，常常是一下骤降十来度，相当于瞬间换季。除非是炼成了九阳神功，否则有几个身体能够适应这个变化？为什么有"卒病"一词呢？"卒"是突然的意思，突然的变化，机体不能适应，就容易导致疾病。人在寒冷的环境，很自然的反应就是全身紧缩，紧缩正与伸展相反！非但不养长，直是杀长！所以，起个风团荨麻疹还是小事，要是寒气深入，百病不就由此而生了吗？！

如果看到此文的朋友里，有搞服装设计的，不妨在这事上动动脑子，既能使爱展露的美女帅哥们在室外充分地展露，又可以让她们进入室（车）内不受寒伤。若做好了这件事，可以免除多少病患，真正是功德无量啊！

车到站了，就此收笔！

谈善于除寒的辣子汤

天热时节，穿短裤、露大腿的几乎清一色的是年轻女性！这样的天穿短裤在室外还凑合，而在冷气开放的场所是绝对要不得的！俗谓寒从下起，现在子宫腺肌症等妇科疾病日益增多，与此类着装脱不了干系。众女士们实在想过"短"瘾，至少应穿过膝盖的中短！而到冬天穿各种短装的确实少了，但不少年轻人有一种新打扮，将脚踝以上的一段裸露出来。这样穿美不美姑且不谈，可从健康的角度论，这一段犹如树的根，树冻了根会死，人冻了根，至少是无益于健康的。

女性上了年纪，很容易出问题的地方是膝盖。因为膝为筋之府，而肝主筋、主藏血，筋赖血养。由于生理的关系，女性对肝的依赖和耗用更多，所以其所主"筋之府"出问题的机会也更多。因此膝盖对于女性，是需要特别关护之处，而最便利和易于做到的，就是保暖！温化下寒不单单靠药物，更适宜且大家都能把握的是下肢的保暖！袜子、裤子尽量穿多一点，穿厚一点，这亦是温化下元的好招。下面足够暖了，因为同气相求的缘故，在上的火自然会慢慢下降的。尤其是满脸长痘的女孩更应注意！

有人问：如果用药的话，该用什么药物？我还是推荐一个饮食疗法——辣子汤。此汤乃由禅宗祖庭曹山宝积寺现任方丈养立法师（出家前为医学博士、中医医师）口述相传。据述此汤来自一女性老红军，老红军传授此方时已90余岁高龄，身板硬朗。据云当年长征爬雪山过草地，日日坐卧寒湿，即凭每日饮用辣子汤，军中女性多经产无忧。

组成：花椒少许，红干辣椒一个，生姜三片，盐少许。

熬法：大小合适的煮水器皿，将合适的水先注入器皿，然后次第将上述四物放入。先放入花椒，然后是辣椒，然后是姜，最后放盐。四物放入后插电或置于火上熬煮，待水沸即可倒出，可连续熬煮三次。

服法：一次饮用或多次饮用皆可，或一茶杯或两三茶杯，量适为度。曹山宝积寺僧众一般于晨起坐香时（约5点半）饮用。

功效：次第放入花椒、辣椒、姜、盐，且煮沸须臾倒出，取其轻宣次第之气，善除上、中、下三部寒湿，温养阳气。

曹山宝积寺现常住女众120余人，过去痛经者占80%以上，经服辣子汤后，痛经人数降至20%以下，足见其温通养护功效之一斑。

四季养生：春夏养阳与秋冬养阴

春夏养阳：无厌于日

昨天过了小满，离盛夏已是不远。早就想写一些关于夏日的文字，拖拉到了现在。有关夏日的调神养护，其原则无外乎"养长"，我们可以到《素问·四气调神大论》中去查证。这里主要想说一说"无厌于日"，"日"指的是太阳。夏日的太阳往往需要用两个"炎"来形容，炎炎夏日，避之犹恐不及，而夏日的养长竟然要求我们无厌于日。"无厌"，就是不讨厌，不回避，而要迎着太阳上！为什么避之不及的炎日却要我们无厌，要欢喜地领受？这就得明了万物之所以生生不息，是因为有生、长、收、藏循环往复的过程。我们很喜欢四季如春，中意温和的气候，但要想生生不息，就绕不过这个"长"的过程，而"长"与炎日是标配，是同气相求。

因此，之所以夏三月要无厌于日，便是要这个长（zhǎng）的过程完美无缺。而之所以长要与炎日标配，便是要尽情地奔放，尽情地发散，因为只有散极才收。而平素累积的郁结，亦可乘势得到释放。今天，抑郁症患者的数量超乎我们的想象，尽管诸多的研究显示与这个时代普遍增长的压力有关，但是如果长的过程完美无缺，再多的压力都会被释放掉，不会累积成为可怕的痼疾。

《伤寒论》太阳病篇有一条很有趣的原文："二阳并病，太阳初得病时，发其汗，汗先出不彻，因转属阳明，续自微汗出，不恶寒。

若太阳病证不罢者，不可下，下之为逆，如此可小发汗。设面色缘缘正赤者，阳气怫郁在表，当解之熏之。若发汗不彻，不足言，阳气怫郁不得越，当汗不汗，其人躁烦，不知痛处，乍在腹中，乍在四肢，按之不可得，其人短气，但坐以汗出不彻故也，更发汗则愈。何以知汗出不彻？以脉涩故知也。（48）"张仲景在这一条里集中表述了一个问题，就是"汗出不彻"，即汗出不彻底、不通透。而汗出不彻并不是要通过大汗淋漓来实现，反而只能透过"小汗出"！汗出不彻的结果就是阳气怫郁，就是躁烦，就是不知痛处，也就是常说的莫名其妙，这与现在的抑郁症非常相似。随着工作室内化的不断增多，在客观上造成了越来越多的"厌于日"，越来越多的"不得小汗出"，越来越多的"汗出不彻"，越来越多的"阳气怫郁"。其带来的结果，亦就可想而知。

今天我们温习夏三月的"无厌于日"，不仅仅是怕不怕晒太阳的问题，而是"长"这个生生不息、不可缺少的过程能否如期顺利进行的大问题。为了养好这个"长"，夏三月里，每日抽出一点时间来"无厌于日"是很有必要的。对于一年而言，夏季的3个月是养长的季节；而对于一天而言，上午9点到下午3点便是一日里养长的时候。在这个时段（尤其是正午11点至1点）拿出一点时间晒太阳，晒到微微汗出，是很有必要的。

清代的天休子著有一本很薄的《修昆仑证验》，我也反复转发推荐过，里面主要介绍揉、晒二法，其中"晒"指的就是无厌于日，就是晒太阳。当然，书里的晒法太过专业，我们无妨业余一些，也就是开晒有益！

秋冬养阴：早睡早起

谈到秋后如何保养，我们会立刻想到《素问·四气调神大论》。该篇里的这段话："夫四时阴阳者，万物之根本也。所以圣人春夏养阳，秋冬养阴，以从其根，故与万物沉浮于生长之门。逆其根，则伐其本，坏其真矣。"可以说是四时养护的规矩准绳，也可以说是根本层面的养护。秋冬养阴，也就是说立秋以后直至冬末，就进入了养阴的时节，而把握好这个时节进行养阴，其养护的作用也容易作用到根子上。

那如何养阴呢？平心而论，是不是一提到养阴，大家首先就会想到六味地黄丸，想到沙参、玉竹，当然有钱的更会想到冬虫夏草。但从《四气调神大论》篇里，我们却完全看不到药的影子，那么养阴如何实现呢？这要从养收、养藏里实现！春生夏长，秋收冬藏，生长为阳，收藏为阴。所谓养阴，其实就是在生活起居上，尤其在情志上，与收藏保持高度一致。如果能够与收藏保持高度一致，那么这就实现了养阴的目的。而秋冬能够达成养阴的目的，这便是根本层面的养护，这便实现了圣人的境界。具体来说，比如秋季，我们在起居上能够早睡早起，冬季能够早睡晚起，这便在起居（作息）的层面实现了养阴的目的。又比如，从入秋开始，我们能够收一收这颗外散的心，使它趋于平静；到了冬季，进一步收持内心，使之更为宁静。这便在更高或更深的也就是神的层面，实现了养阴的目的。总之，养阴要在收与藏上多作打算，收藏既要体现在形的层面，更要体现在神（情志）的层面，只有形与神俱，才是全面的养护。衷心地希望这篇小文能够起到抛砖引玉的作用，能够改变大家的一些成见，不要一谈养阴就去药里面寻求，要知养阴更多的是在生活里、在情绪里！

卢崇汉师曾于第四届扶阳论坛上，重点阐述了生命立极之道。立极之道，即归根之道，即复命之道，即生命可持续之道。生命之立极在坎，在坎中一阳。与之对应，一年之立极则在冬至，故冬至乃生命立极之最相应处。圣人强调"至日闭关，商旅不行"，当与此有大关联。冬至前后，祈请各位仁者将息调养，细心呵护。虽曰至日闭关，然依卢门规范，立极的调养必于冬至前后十日。故慎起居，调情志，节饮食，并非只在冬至这一日，而是节前节后都要。

疾病杂谈

中正平和的诊疗思维

谈治病

　　仲景先师制"观其脉证，知犯何逆，随证治之"为临证十二字薪传，此乃中医行人必须遵循的法则。依此方能渐明临证之次第，六经之体裁。离此而言病之治疗，比如觅兔角也。故于微博上诸求医问药，实难有针对性的回答，此尚祈诸仁者见谅之。

　　唐代大医孙真人云："中医以礼齐人，下医以刑治病。"故就中医而言，更多关注的是人而非病。《素问》所说的"平人者不病也"，即是指此！既云治人，这便是系统工程，依据六经体裁，辨识人之所非，进而次第调治之。此一过程实不能急于求成，尤其大病难病，往往数月方见显效也是常事。诸求医朋友，心情可以理解，但且勿道听途说，以为一个方子，几剂药就能治好。以此心态求医，结局只会频繁更医，自误误亲，岂不痛哉！当务之急，是就近找一位平实的、能用中医思维进行施治的医生，系统地、持续地治疗，求医上切勿追星!

为亲或为己求医的朋友，在这个过程中大多会有两方面的经历，一是获得希望，一是彻底失望! 期望达成者，此中的经验和智慧祈愿能与大家分享；而失望者或能得到更殊胜的因缘。因为古来很多的良医都有类似的经历，因亲病不治而发奋学医，最后成就一代苍生大医!

谈咳嗽

咳嗽是值得重视的问题，由《素问》专立"咳论"而可见一斑。虽说五脏六腑皆令人咳，但一般性咳嗽多由外内合邪而起，外指外感（多因寒），内则多由寒饮食所伤。故于此类咳嗽首事疏散宣导，内则忌食生冷寒凉油腻等不易消化之物。卢崇汉师每患感冒，多仅喝白粥，此不令外内合邪，感冒愈后多无咳嗽，可供诸位参考。

谈上火

很多人关心"上火"的问题，因为大家都在谈上火，久之也就真以为是火多了，该清掉它。其实，就生命而言，火是何等珍贵的! 怎么可能有多? 我们所谓的"上火"多是阳气下降有碍，把阳气下降的道路拨通了，尤其是中焦畅达了，很多的"上火"就自然下去了。

为什么寒如此多？

为何有那么多寒？寒来自内外的诸多因素。首先是阳虚生寒，现在有太多损耗阳气的事。其一，起居无常，夜生活，使阳气收藏蓄养不足。其二，经云："阳气者，烦劳则张。"现时有多少人处于烦劳之中，烦劳使阳气的耗散增加。蓄养不足，耗散有增，阳气亏损进入恶性循环。寒之所以多者，与此相关。现代化的生活方式也是"雪上加霜"，造寒机器深入到生活的方方面面，空调冷气生外寒，冰食冷饮生内寒。此外，还有心性方面的原因，找人好处收阳，看人不对收阴。收的阴越多，阳越受损。不少阳虚的患者吃了大堆附子都不管用，为什么呢？这类人大多好挑人的毛病，由这条路收的阴（寒）损的阳，恐怕不是靠吃附子能够解决的！

谈肝病及其治则

当前对肝病的认识及治疗存在很大问题，很多人以为肝就是火，就是阳亢，所以见肝之病，多用清利，多用潜降。肝属木，在时为春，温和乃肝之正气，肝之正气存于内，则能曲直条达。肝之所病，多因失却温和之气，肝失于温，则不能条畅，故有肝郁、肝瘀，进而郁而化火者。故温畅肝气实乃诸多肝病之正治法，反此为逆也。

"见肝之病，知肝传脾，当先实脾"是疾病沿着相克路径传变的原则，如果见肝有病，能够照顾好脾胃，便将恶性循环的路阻断了。而现在很多人一见肝病就苦寒清热，肝病未见治，首先把脾胃给伤了。疾病由此进入恶性循环，肝硬化甚至肝癌或许与此相关。古云："有病不治常得中（中等的）医。"或许就指此类的事吧。

肝病之多，与生态环境的破坏，森林树木的砍伐，以及大量城市化建设相关。大自然木、土的关系失调，就会影响到人的肝脾。同理，现在肾衰的人为什么这么多？因为水污染太严重了。人与自然的关系太密切了，破坏自然当然就等于搬起石头砸自己的脚！

谈高血压

说到高血压，也许是现代医学最大的一则"无头公案"！发现血压高，就服降压药，一服就是几年甚至几十年。不服降压药，医学会告知你有若干危害，那么反问一句，长期服用降压药会不会有危害，甚至更多的危害？！如果这个问题弄不清，"高友"（病友间的戏称）们却天天在降压，想来都有些后怕！

对于高血压我一直有一些朴素的思考，这些年来通过临床，更加坚定了这些思考。大抵而言，血压的生理作用是维系机体血液的基本灌注，尤其是重要脏器的灌注。那么血压为何升高？很可能的因素是某重要脏器（比如脑）的灌注不足，而机体解决这一不足的直接手段就是通过各种反馈机制，提升压力。因此血压之所以会升高，很可能有影响脏器灌注的障碍存在。故对于解决高血压，应该以探索和解决影响灌注的障碍为前提，这是中医的思路。如果一味降压，那就意味着某些脏器将一直处于灌注不足的状态。为什么今天有那么多的脑梗、脑萎缩、脑痴呆？与大脑长期处于灌注不足有必然的联系。为什么降压药要一直服用？因为影响灌注的障碍一直没有解除，机体升压的反馈机制当然就不会解除。如果能着力于解除影响灌注的障碍，障碍若能逐渐解除，正常的压力便能形成足够的灌注量，那么升压的反馈便会自动解除，血压便会自然恢复到正常水平。

以上思路供诸位仁者参考。

谈子宫腺肌症

现代妇女患子宫腺肌症的越来越多，子宫腺肌症以经期腹剧痛、经血过多为主，有的患者因治疗效果差，不堪其苦，而选择子宫摘除。子宫腺肌症多为阳气受损沉寒凝滞，一般口服用药除痛效果多不理想，若以温化寒凝如吴茱萸、茴香之属，活血破瘀如山棱、莪术、乳没、苏木之类，煎水灌肠，或颗粒剂捏丸塞入肛门，多能奏效。以其就近给药，故效多专宏。而于经崩血多则需内服，大抵仍当温化。经初禁行涩止，以瘀滞不去，血不归经；经中略事升举，若血仍多者，必用温固止血，以免气随血脱，耗损太过。

年关探视一朋友之妻，患子宫腺肌症，年后将行手术。窃以为身体受之父母，发肤犹不可伤，况脏器乎！是有斯感。愿天下女人平安！

谈感冒

《流感下的北京中年》一文在很短的时间内引动了千万人的心。鲜活生命的逝去再次告诫我们，感冒需要重视，感冒了需要及时采取恰当的治疗；感冒更需要预防，感冒是可以预防的！文中描述的经历更警醒我们，古人的教诫不容轻视！《内经》不止一次地强调了"圣人避风如避矢石"！在冷兵器时代，矢石是既能够远距离杀伤又颇具威力的兵器，且矢石能够在瞬间、不知不觉中伤人。若是伤及要害，便难免致命。"避风如避矢石"，大家应该可以想象到伤风所可能带来的严重后果。因为我们不能确保哪一次的风不会像文中一样长驱直入，最终夺走主人公的性命。

第三章

齐家

家人与师长

　　良好的家庭关系在《大学》里谓之家齐，而家齐又以修身正心为前提，所以健康的问题最后还是离不开心身的修养！

　　我很欣赏"对方就是自己的潜意识"的说法，其实，对方又何尝不是自己的一面镜子呢？对方要是"暴揍"自己，那一定是自己有该揍的地方。

家庭关系

阴阳相和而愈

夫妻之道

慢性疾病，已经成为影响现代人健康的头号因素。引发慢性疾病不外四个途径：其一，六淫邪气；其二，饮食；其三，不良生活习惯；其四，不良情绪。一者影响因子最大的是受寒；二者影响因子最大的是饮食不节，尤其是肉食没有节制；三者影响因子最大的是夜生活；四者影响因子最大的是家庭。这里所说的家庭影响，是指在家庭里产生的不良情绪最具杀伤力，最令人无处躲藏。因此，搞好家庭关系对于健康实在至关重要！

家庭关系的症结在于夫妻、婆媳，良好的家庭关系在《大学》里谓之家齐，而家齐又以修身正心为前提，所以健康的问题最后还是离不开心身的修养！夫妻是阴阳也是水火，孔子说："一阴一阳之谓道。"也就是说夫妻关系搞好了，其实质就是道。《中庸》所谓"君子之道，造端乎夫妇"，亦在于此。另者，水火既可既济，又能不容，全在人为！婆媳则如水土，所谓水土合德，世界大成！

我已是过六十岁的人了，婚姻的路上不能说没有坎坷。自己虽不是好逸恶劳之辈，也不是世俗眼中的一事无成，但一头扎进中医里，对于家事不闻不问。买房的大事是夫人出手，柴米油盐酱醋茶也是夫人操持，更要命的是心里的中医多了，自然夫人这里就少了，天底下有哪个女人能受得了？！中国文化里，一直把夫妇的位置摆得很高，《中庸》里甚至有这样的描述："君子之道，造端乎夫妇，及其至也，察乎天地。"君子是儒家成就的理想境地，而这一境地的始终，都伴随着夫妇这对关系。所以，从儒家的层面看，男女结合为夫妇，除了生儿育女及满足生理需求，更重要的还是成就君子呀！

由此便可以会得，为什么说君子之道，是费而隐了。费为高贵广大，但却隐含于琐碎平常低俗之中。过去几十年里，中医一直是我心中的"费"，而现在又做公益，更是费上加费了。殊不知，对于人生而言，有时隐比费更宝贵，也更艰难。这个功课没有做好，成就君子，也只不过是梦幻泡影。

君子以仁为本，而孟子给出了"仁者爱人"的述义。这个述义了不得，夫妇的称谓虽多，但是"爱人"却似乎道出了夫妇的真实义。爱人之于夫妇，爱人之于君子，那真是"费而隐"啊。所以，只要成了夫妇，互称了爱人，那便是一诺千金，比之于教堂里的问答承诺，更是要重得多。因为唯仁者能够爱人！所以，爱人的前提是要靠近仁者，成为仁者。而这个功夫便要在夫妇（爱人）之间修炼，其实这是个捷径，为什么呢？孟子的上述已然将秘密告诉了我们。

夫妇之间诚然难处，因为夫妇是阴阳，阴阳本就矛盾，公总说自己有理，婆也总说自己有理，弄得清官难断。既然仁者爱人，那么夫妇的这件事就只能从自身下手，活出对自己的爱，这是重要而真切的一步。仁者的另一个特质是温良，温良首先是对自己说的，这份温良，这份温暖，首先要自己感受到。自己感受到了温暖，才有可能温暖对方，同样，有自爱，才有可能爱人。我很欣赏"对方就是自己的潜意识"的说法，其实，对方又何尝不是自己的一面镜子呢？对方要是"爆揍"自己，那一定是自己有该揍的地方。

《伤寒论》第58条有云："凡病……阴阳自和者，必自愈。"从这个条文去考察，病由阴阳不和而起，必由阴阳相和而愈。作为医者或不为医者，都应该了知阴阳无处不在，作为现实生活处家过日子的人而言，夫妻是最突显的阴阳。这对阴阳如果不和，双方很难有健康可言。若久病不愈，必于此处查找缘由。虽然这只是病因之一，但一定是最重要的病因之一。

孩子健康

饮食手法并举

中国的教育有一句名言，叫作"经师易得，人师难求"。所谓经师，就是教授文化和各种专业知识之师，这一类的师很容易得到；而人师呢？人师就是教人怎么做人的师，这一类的师今天尤其不容易找到。然而，对于每个孩子而言，人师既不易找，又极其易找，因为每个父母都是孩子的人师！这一点，做父母的认也好，不认也好，都是如此。孩子一生的健康，乃至孩子一生的前途，是每个做父母的最为关切的事。然而孩子一生的命运由什么来决定呢？往往不是由文化和专业知识的多少来决定，而是由怎么做人来决定！这也是"人师难求"的另外一层含义。而要教会孩子怎么做人，我们自己必须知道怎么做人，这就需要学习。

以孩子的健康为例，家长要学习哪些事情呢？在孩子成长的过程中，发烧是常有的事。过去老人们常说，小孩发一次烧便是长一次身体，这话实在有几分道理。虽然，我们不能除外有的高热会引发惊厥等危证，但毕竟是非常少的部分。小孩常见的发热，大部分来自外感（类似西医的上呼吸道感染或胃肠型感冒），多由伤风受寒或积食而来。常见的外感发热，若以医圣张仲景的观点，大都属于太阳病。所谓太阳病其实就是肌表的病，肌表是毛孔肌腠（汗腺）的所在地，是人体最重要的散热系统。一旦感受风寒，出于自我保护等多种因素，人体的肌腠会自然关闭。肌腠关闭，散热便会大受影响，体温升高便是必然的事了。认识到这一点，当孩子发烧时，父母们就不必过于紧张了。只要设法解散风寒，恢复肌腠的通畅，热会自然而然地退除。倘属外感初起，仅有鼻塞流涕，或畏寒、低热，则民间常用的姜糖水（生姜、红糖）、葱豉汤（葱白、淡豆豉）甚或是一碗热点的酸辣汤都能起到解散风寒，畅通腠理的作用。而民间常用的捏脊，亦不失为一个好的方法。一捏脊，孩子不免哭闹，这一哭闹，汗便出来了，普通的感冒发烧，这一招往往就能管用。

常见感冒发烧的治疗，在《伤寒论》里直接称之为汗法。所以，汗是发烧能否退解的关键！但是退烧的汗在《伤寒论》中有明文规定，就是切忌大汗。为什么很多孩子发烧后，家长或医生给服退烧药，烧退后不久又上来了？就是因为退烧药服后，常常都会大汗。大汗不是祛病的汗，故而仲景说，这样的汗"病必不除"！不除病自然就会伤身，所以，普通的发烧，实在不必服用令人汗出过多的退烧药！汗以微微为度，皮肤潮湿了即可，这样的汗一出，烧退了病亦退了，自然不会死灰复燃。

汗这一关把住了，接下来的就是饮食。太阳虽是主表，但内连脾胃，为什么人一旦感冒发烧，胃口就差了？其实这是一语双关：一方面太阳表病了，在里的脾胃也会受影响，消化功能会趋于弱化；另一方面，也是身体本能的保护。它提示我们，在发烧的时候，饮食宜清淡、减少，这个时候绝非进补的时候，绝非加强营养的时节！所以，《伤寒论》桂枝汤条下明文禁令，忌食：生冷、黏滑、肉面、五辛、酒酪、臭恶等物。我的师父卢崇汉先生强调，一旦外感发烧，基本只能进食白粥，最多加点洗净的榨菜。现在许多孩子的父母没有这个常识，认为孩子发烧，消耗大，一定要及时补充。殊不知这个时候的补充，不会成为营养，只能成为积，成为废物，成为咳嗽的内因，成为复感的条件！

在孩子发烧时，只要父母们把好了汗和饮食这两道关，便能使孩子的身体在每一次的生病中获得成长。除了传统的饮食（如姜糖水）和手法（如捏脊）保健，我还建议家长学一点"以指代针"的手法。先听我讲个故事吧。

某日中午，女儿叫我上楼去给侄孙铭泰扎针（我哥哥的孙子），原因是铭泰发烧躺在床上却拒绝姑姑给他扎针。想是要借借我平日说一不二的"威德"，所以女儿叫了我。等上楼一瞧，被子外面露着侄孙红红的脸，一摸额头，滚热滚热的。我顺势拿出他的左手，想在肘关节附近寻找阿是（即敏感点），拇指刚刚触到曲池的区域，铭泰便咧着嘴哭了起来，是了是了，一定是阿是（穴）了。正要拔针刺之，转念一想，手捏捏尚且如此，针进去还不知会哭成怎样？算了算了，捏捏算了。就这样在孩子的曲池上轻揉慢捏，随之看到汗慢慢出来了，脸也不那么红了，前后也就十来分钟，烧便退了下来……在捏揉侄孙的过程中，我想到了儿童医院急诊科输液室里的一幕。其实，很多孩子发烧并非一定要输液的，只要根据《黄帝内针》的原则，找到相应的敏感点（阿是穴），用孩子能够承受的压力持续揉按，相信不少的孩子也会像我的侄孙一样，汗出热退的。

作为母亲，看到孩子发烧或者其他什么不好，焦急的心情可以理解，但正因为这样，我们更应该学会真正绿色（不留副作用）的一招半式。孩子的身体，古人喻为纯阳，往往一拨即应，很适合轻柔的手法，母亲们不妨试试吧！具体原则，可以参看《黄帝内针》。

最后再提一下目前并不少见的儿童"抽动秽语综合征"。小孩属于人生的春季，肝木当令，木宜温畅、条达，最忌杀罚。若这一阶段压力过重，责备太多，肝木很容易就抑郁了。抑郁过重，肝木欲求自伸，便以抽动秽语的方式来表达。故此症的治疗，除略事潜纳，温畅应为主导！当然，家庭环境的改善更为重要！五行针灸亦可作为尝试。

父亲养生要诀：天地良心即为站桩奥秘

老父享年 90 岁，生前除听力不好，余皆康健。余观其养生要诀有三：其一，无怨，盛年被划"右派"，十七年下放农村，然从未听其抱怨。其二，心态积极向上，活到老学到老，每日除吃饭睡觉修炼，余皆伏案学习阅读。其三，数十年晨练站桩无一日间断，曰卧不如坐，坐不如站。其站甚简，唯松静自然，久久自有消息。老父云：天地良心即为站桩奥秘，松静而站便是顶天立地，心怀悲悯关爱即为良心，有乎此便静静而感，久之自有所应，有应便随应而动，无应则静候之。所谓天人感应者，唯在人感也，天者无处不应亦无时不应，然人不感之，天亦无可奈何！

父亲在新中国成立前就读于广西大学西语系，被划"右派"后下放农村，但数十年间对英文的学习一直没有停止。2014 年刘有生老师《让阳光自然播洒》的英文版已在美国正式出版，父亲刘左之为翻译之一。这是父亲生平唯一出版的译作，可惜老人家没能等到这一天！想来他这一生就是为此而来，就是为了让阳光自然播洒。

母亲体验"用酒洗头防治百病尤其防治老年痴呆"

母亲胸怀宽广，从不言人之短，好玩，追电视，爱麻将，喜热闹，早晚喝一杯药酒，早起念几句佛，晨练亦无有间断。90岁之前，除膝盖不太好使，余皆康健，读《思考中医》不用戴眼镜。母亲90岁那年，我暑期回桂林探望她。见老母呆坐，整日一言不发。走的时候向她道别，亦全无表情。秋季再回，看母亲仍是那副模样，突然想起青城祖师殿曹师太传我"用酒洗头防治百病尤其防治老年痴呆"的经验。30多年前在成都读硕士时，经常上青城山，往往就选住祖师殿。因为这是全山唯一没有电的地方，一切都很原始，交几元钱就连吃带住。当年曹师太就是这处的住持。老师太教我以酒洗头之法，洗后木梳梳120下，2小时内忌饮水。如果能够坚持用这个方法洗头，应能大幅度降低老年痴呆的发病率，诸位不妨一试！

人出生的时候是头先从产门出来，就像种树先植根一样。所以有些道家认为人这颗生命之树的根就在发根上，对发根的养护也就是对整个生命之树的养护，发根通则十二脉通。何以养护发根？中高度白酒，以能湿润发根为度，然后有似干洗的过程，以十指揉按发根头皮，酒干可再加。大约15分钟即可。洗后切勿水冲！头为诸阳之会，发乃肾所主，肾属先天、属坎水，酒本为水，又具火性，正与坎水相应，以之洗头，自有其奥妙。道门心法，不失为一种可供有缘选择的保健方便！

面对90岁老母亲精神状态不佳、老年痴呆迹象，我立刻亲自为她用酒洗头。依法而行，很快效果便出来了，经常默然的母亲，用酒洗头后，竟然自己拨通孙女的电话，祖孙俩居然足足聊了20分钟，且句句清晰。此后我回老家探亲，母亲的状态依然不错。老祖宗传下来很多宝贝，而这些宝贝要起真实的作用，非践行不可！老母大概3～5天洗一次，若天太冷，洗后宜稍用电吹风热风吹干。此后，实践两年真实不虚。注意：洗好后用梳子梳120下，2小时内不喝水，不用水冲洗！

家有老人的，真希望你们试试！

迎来送往——面对死亡是生命的重要功课

生死是生命（至少是我们能够感受到的生命）的两个极端，如果我们将一个新生命降临称作迎来，那么生命的离去或死亡理应谓之送往。生死相依，互为因果，故《阴符经》曰："生者死之根，死者生之根。"从整个中国文化的内涵来看，虽说两端平等，但似乎更侧重于死的一面，送往的一面。过去由于医疗条件所限，迎来的同时皆需准备送往，因而对生死同体的认知更为真切。就人性世俗的一面而言，自然地倾向于接受生而抗惧死，喜迎来而悲送往。受生或迎来呈现欢喜的心境似乎不太需要训导，因为十月怀胎自然为新生命孕育着这样的心境，而面对送往或死亡的回避心境亦在从生到死的过程中变得日渐坚固。

就生命的阶品或生命的意义而言，两端的平等十分重要。影响中华民族几千年的五福观，可视为对个体生命的总体考量，五福首见于《尚书》，其最末一福被视为决定性的一福，谓之"考终命"。考终命后世皆说成善终，个人认为，善终其实就是就生命两端必须平等的最好表达。言外之意，即我们除了善生还要善死！善始善终是我们常常挂在嘴边的话，《诗·大雅》亦有"靡不有初，鲜克有终"。然而实在地说，善始易而善终难，事如此，生死更是如此。何以善终？何以更进一步提升生命的阶品和旨趣？首先是必须从日渐坚固的回避心境超越出来，那就是必须面对死亡！只有面对了，才有可能使之从容，亦只有从容了，才有善可言。

母亲生于1924年，再过几日便是93岁生日（按：此文撰于2017年4月11日），已近十余日未能进食，前几天尚能喂进少量米汤，这几日连水亦难入了。虽然十余日基本没有饮食，但排泄却没有中断（主要是小便），我理解这是母亲在洁净身体，以便轻松上路。而从中医的角度看，亦是浊（阴）不降而清（阳）不升。浊阴与恶趣同类，清阳与善趣同宗，个中奥旨，尽可思量。于我们后人而言，作为母亲在生命踏上归途之前赐予我们更珍贵的教导，她让我们有充分的时间来面对，让我们有宽裕的空间来思量。由于面对，更因为思量，使我们能够放下执着，渐趋从容地准备一切。

今日奉请冯师赐联，其联曰：

造化无言，委顺途中委和去；

慈晖有应，菩提道上菩萨行。

因侍奉母亲而有上述感慨，既以此文奉献母亲，感恩一生的教导养育，亦以此文献给所有珍爱生命的同仁。

师恩感念

学问切需老实

师者人生之大宝

"师者人生之大宝"，五十过后，方知此言真实不虚！若说半百之后能对人生及中医有些许感悟，全赖诸位师长之赐，虽说师者人生之大宝，然进得宝山能否获宝，多在学人。夫从师者，不过弃己知见，己之知见少一分，便与师相应一分，若能彻弃知见，便得与师贯通而无二至。观诸学人，有入得宝山，却空手而归者，多因聪明，以己知见更为可贵，不肯弃之。若欲深入传统学问，祈能以此为戒！现观聪明者多，老实者少，学问切需老实。记得当年便是听了医古文老师对不守课堂纪律同学发的一段"牢骚"而成为我依止李阳波师父的因缘；又因为浏览杂志上一篇记述吴棹仙老运用经方的三则公案，成为我发心追随仲景心路的动力！学习的过程，有很多值得感恩，看一篇文章，听一堂好课，甚至是不经意的一段往事，都能激发我们内在的热情！

古人重师，师与天地君亲同位。余随先师李阳波得一句"师者人生之大宝"，几十年下来，益觉真实。只惜多少人叶公好龙，虽然跟师随师却不信师，如此也就无奈了。佛云："甚勿信汝意，汝意不可信！"多少人貌尊古贤，却是只信己意。此类人志向多高远，细参之乃是慢心使然。奈何？奈何！回想这些年所遇师缘，尤其得遇卢师、杨师，每每感慨那些年艰辛的珍贵！时下许多同道都想求明师，以我的经历，明师可遇而不可求！那可遇的条件是什么呢？是全额为社会为大众奉献所积聚起来的福德和资粮。有心栽花花不开，无意插柳柳成荫。这个无意却成荫的因缘就是它了！诸位仁者若信得过，不妨照此做去！

夫师之一道，虽言难于遇师，实难于随师也。盖以学成者谓法喜充满，未成前则多五味俱全。学者多有法喜之祈盼，却受不得五味煎熬。此何以遇师者多，随师者少；随师者多，成师者少故也。随师虽在信心，仍不可少福德资粮。故行者需如前，于利他中广积之。

我的师父和师母

今天是"三八"妇女节（按：此文撰于 2020 年 3 月 8 日），深入武汉抗击新冠疫情一线已经整整 16 天，由于得到武汉市第八医院肛肠三科全体医护人员的配合支持，我们的各项治疗进展顺利。经我们治疗的患者已有 7 例胸部 CT 病变基本吸收或显著吸收，达到出院标准而出院，明天将又有 4 例出院。而在我们治疗的这些患者里，有一个普遍的现象：都不想出院，期盼能多留几天，多做几次针刺，多服几付中药。有的患者甚至跟管床的医生"哭闹"，"哭闹"的目的只有一个：就是碰上这样的治疗不容易，实在想多住几天，让治疗彻底一些。昨晚两个媒体（《界面新闻》和《新京报》）的记者到酒店采访我们团队，今天上午又一起进到病房，见证我们的治疗过程，倾听患者赞不绝口的描述。

这些天里，患者深切感受到了针药并施的疗效，而我们则不时在耳边响起孙真人在《大医精诚》里的言教："省病诊疾，至意深心，详察形候，纤毫勿失，处判针药，无得参差。"感叹这真是一次没有"参差"的诊疗！感叹之余，不禁深自庆幸，之所以能有今天这般在针上挥洒，在药上次第深入，完全得益于我的两位师父。

我是 2006 年元旦正式拜入卢门（卢崇汉师），入师门的头一年里，用师母的话来说是令人羡慕的一年。每晚的电话请益成了常态，往往一通就是一两个小时，师母甚至开玩笑说：这哪像师徒通话，简直就像是一对恋人！而自从疫情爆发，尤其是来到一线后，我与师父的通话请益似乎又回到了过去。在关键问题上的提点，对于疏导肺络、恢复自愈功能的强调，以及桂枝法向四逆法的转变时机，点点滴滴，不厌叮嘱。

而杨真海师更让我大胆放手地用针，嘱咐不被新冠肺炎的名相所拘，牢记内针法理，牢记六经辨证！师母每日惦记我们，甚至要求到一线来，住在离我们不远的酒店，为的只是能看着我们，能够在我们感到疲累或不适的时候为我们扎上几针！我平日里用针一般都算灵，而这次来到一线更是灵上加灵了。似乎师父及历代祖师的力量都来到了这颗小小的针上，似乎天地的能量也都汇聚到了这里。

一天的工作还算留给我一些闲余，让我能在这个特殊的日子写几句感恩的话，尤其要借此机会赞叹爱我的两位女神师母！

应以何身得度则现何身 —— 忆南怀谨老

读过南公怀瑾先生（以下尊称南老）诸书的人应该不在少数。而在我看来，这数十年里，智慧生命依赖南老"甘乳"哺育的，更不在少数。中国文化的典籍，尤其是那些经典，不蒙接引而欲得其门径，实在是不容易的事。

20世纪90年代中期，我四十尚未出头，朦胧中已经感到了人生的诸多疑惑，如何能在年届四十的时候少一些疑惑？于是找来了《论语》，期欲从中找到答案。只是《论语》的东西真有些像颜子于《论语·子罕》一篇的感慨："瞻之在前，忽焉在后。虽欲从之，末由也已！"《论语》实在不好读，东一榔头，西一斧子，直到有一天，书店书架上的一本《论语别裁》令我眼前一亮。《论语》即是《论语》，还能"别裁"出什么花样？及至开卷细读，方明经典所以成其为经典，大抵皆由心出。由心出不以心裁之，何以得其幽微？现今的人习惯于用脑子看书，以逻辑要书，自然品不出经典中的无穷韵味。经典还真有些像《论语》中描述的君子，是不可以器量之、以尺度之的。有的人不喜欢《论语别裁》，认为南老讲《论语》不着边际，其实心包太虚，哪有什么边际?! 不过随心所欲不逾矩罢了。读《论语别裁》读得过瘾，真可以用"解恨"两个字来形容当时的心境。虽说是读《论语》的"别裁"，实则已将其余诸经统统裁归其内。既往对经典的畏惧，对经典的敬而远之，一股脑地抛向脑后。此际的经典已变得鲜活，智慧与生命在其中流淌。接下来，读《老子他说》《孟子旁通》《列子臆说》以及《金刚经说什么》《药师经的济世观》等，更是一路穷追不舍。

2000 年的上半学期，我给学校的 98 级传统班（广西中医学院的首届传统班）上《伤寒论》，虽然在伤寒这门学问的理解上深受我的第一位师父李阳波先生的教益，但是读《论语别裁》所获的心境却无时不化现其中。加之一个特殊的因缘，我被要求于每节课都须录音。整个《伤寒论》的 100 个学时下来（普通班的《伤寒论》只 70 个学时），案头已堆满了磁带。南老虽著作等身，但真正亲自执笔的（如《禅海蠡测》）却不多，更多的是讲出来的。讲出来的著述当然就更为直接，更为亲切，更有画面感，而《论语别裁》恰恰是这方面的典范。《论语别裁》在我内心的烙印之深，自然令我在面对一大堆录音磁带时想到了，既然《论语》可以如此别出心裁，那么何不在《伤寒论》中也裁上一裁呢?《思考中医》其实就是如此无意插柳却成荫的。《思考中医》的面世已然超过 14 个年头，读她的朋友早就超过百万，明年（2018 年）将由活字文化和广西师范大学出版社联袂重新编辑出版。于南老辞世 5 周年之际，借此因缘将个中的原委呈告读者朋友，也算了却我的一桩心事。

南老在我的心中如高山仰止，是做梦都不敢想能亲见的。然而事情总有不可思议处，我的一位读者朋友马来西亚的著名律师林文泰先生，与香港大法官张先生是好朋友，蒙张法官的安排接引，在林律师的陪同下，我与李可老中医一道于 2005 年 10 月 13 日下午在南老上海的寓所（番禺路长发花园）拜见了南师。

因为事先朋友交待，南老不接受人的礼拜，所以开门见面我们只是微笑点头，而南老则抱拳相迎。落座后，南老的谈兴很浓，知道我们是中医，话匣便围绕着医展开了。话题回到了数十午前，南师在四川带兵的日子。初到成都，南师的精神总是提不起来，浑身软绵绵的。意识到这可能是水土不服，于是取出放在箱底的一小袋土，这是从家乡临行前，母亲亲手交给南师的。用家乡的土泡水喝，这是民间对治水土不服常用的方法，可是南师用了却不灵。南师的部下看在眼里，急在心里，四处打探，终于访得成都的一位高医（可惜名字记不起来了），于是不由分说便拉着南师往这位高医家里奔。见面一听南师的江浙口音，这位高医便没有好脸色了。原来这位医师平生最讨厌江浙人，凡是江浙的人来看病，大都不予理会。好在凭部下的厚脸和南师的三寸不烂之舌，这位高医还是为南师诊了脉，摸完脉，只说了一句话：你没病！便无下文了。没病咋会如此呢？饭能吃，却提不起劲来。禁不住南师的死缠烂打，高医终于开口：到牛市口买一串烤咸鱼吃吧！南师拿到处方，出门叫了一辆黄包车，便风也似的直奔牛市口。约摸半个多时辰的功夫，便赶到了牛市口。那个年代的牛市口就好像现在很多地方都有的小吃一条街，路的两边摆满了各式小吃。刚进市口，一阵烤咸鱼的香味迎面扑来，南师顿觉清爽了一半。等到将一串咸鱼下肚，便觉换了个人似的。中医的神奇经由南老绘声绘色娓娓道来，比我述说的要精彩百倍，此处不过记其大概而已。

另一则故事是军中的不少士兵患了病，下身溃烂，听说山中的一位道人擅治此病，于是南师便领着部下上山造访。见面之后，自是少不了一番家国情怀和军中之急，而道人却是不急，只顾邀南师饮酒。酒过数巡，胸中已是酣畅，道人言：此事甚简，只需挖取地龙若干，于中掺入白糖，待地龙化水后，以水涂之便愈。南师扑通跪地，给道人磕了三个响头，拔腿便往山下跑。回到军中，如法炮制，果然神验。谈至兴处，南老指着自己的双膝说：我这双膝盖，不知跪过多少人啊？！

时间不知不觉已过去近两个小时，快到晚饭时候了，南老会意地伸出双手，给我摸摸脉吧！彼时的我不免有些紧张，但看到南老一脸的笑容，还是鼓起了勇气。南老的脉属六阳脉，不但贯通尺关寸三部，而且通过掌心直达中指两侧。用李老的话说，几十年来，还是头一次摸到这样的异脉。通常这样的异脉只有在孕妇临盆将产的时候能够见到，民间的善脉者，便是以此来断定生产时节的。看到我们一脸的不解，南老风趣地说："我这个胎已经临盆几十年了，直到现在还没有生啊。"这应该是丹道的语言，长养圣胎？这下总算见到真人了。

与南老同桌用餐，真是莫大的荣幸，饭后闲聊片刻，我们便起身告辞。南老送至门口，我回身问道："目前中医是这个状况，我们年轻一辈该干些什么呢？"南老回答："睡觉！"回酒店的路上，我一直在想南老的"睡觉"，想整个下午和晚上南老都在给我们谈医，我们不为医来，而南老却为我们聊医，这是为什么？心中突然浮现：应以何身得度则现何身。

第四章

治国

国学与中医

中医是国学的重要组成部分，中医药振兴已经上升为"国家战略"。对中医人而言，做好中医文化的传承，就是践行"国家兴旺，匹夫有责"的具体行动。

为什么我很希望大家读《论语》呢？因为从《论语》里面，你就可以看到学问是什么。学问是什么？真正的学问是要用来过日子的，用来过好日子的。

做好健康的
第一责任人

2019 年 12 月 9 日在深圳的健康讲座

每个人都是健康的第一责任人

现在国家医疗卫生事业要从"以治病为中心"转变为"以人民健康为中心"，这是我们国家领导人提出来的，现在的卫生行政管理部门叫作卫生健康委员会，从这里我们也可以看出国家的决心。因为健康确实太重要了，人生的一切都建立在这个共同的基础之上，只有健康了，这一切才能获得良好的发展，我们才有条件充分地享用财富和自由。

随着现代科学技术的快速发展，各行各业都高度专业化，医疗卫生这个领域也朝着专业化方向发展，这就导致我们在过去几十年里很容易地认为健康的责任主体是医疗机构或者是医生。所以通常我们会认为，只要能够很好地发展医学，建设更大的医院，创造更好的就医环境和医疗条件，那么我们的健康就有保障了。但是几十年来我们发现，医学确实取得了很大的进步，我们的医院也建得越来越大，楼盖得越来越高，设备也越来越先进，但是不是因为这些患者就越来越少了呢？我问过很多在临床一线的医生，所有人给我的回答都是现在患者越来越多。这样一个矛盾的出现，上至国家的层面，下至我们每一个人，都要去思考究竟健康的责任有没有办法交出去，医疗机构或者医生有没有办法完全负起这个责任呢？根据世界卫生组织（WHO）的调查研究结果，在影响健康的诸多因素中，医疗条件只占到 8%，92% 都是在医院、医生之外的。所以我们把 100% 的希望都放在 8% 上，那么最后一定会失望，一定会是不健康的结局。

多年以前我就提出"健康的第一责任人是自己"，当你把健康的责任交出去，你已经不健康了。现在国家层面也在全面推进健康中国行动，倡导每个人是自己健康的第一责任人，这很令人鼓舞。

中医如何理解健康

要担当好健康的责任，首先就要了解健康的含义。概括来说，健康是指生命处于一个比较良好的状态。如果要细谈，健与康又具有不同的含义。为什么我们说全面实现小康社会，而不提小健社会呢？实际上康比健要更难一些。

按照《内经》的说法，我们的生命至少由两部分构成，一个是形，一个是神，形神兼具才是生命的良好状态。"健"基本上是指我们有形的身体处在良好的状态，"康"就是"五福临门"中的"康宁"，是指构成生命的另外一个部分——"神"的良好状态。《内经》中讲到"形与神俱"，才能"尽终其天年"，所以认识生命首先要从这两个部分开始，也就是身与心的部分，而这两个部分所需的条件不一样。要做好健康的责任人，这两方面的认识都是需要的。

"饮食有节"的关键在于怎么吃，而不是吃什么

第一就是"饮食有节"。形的层面属于物质的范畴，就像一台机器、一部车，车要开动，必须要有能量和动力的支持，所以人必须要有饮食。古人讲"民以食为天"，《黄帝内经素问》中第一篇就是《上古天真论》，其谈道："上古之人，其知道者，法于阴阳，和于术数，食饮有节，起居有常，不妄作劳，故能形与神俱，而尽终其天年，度百岁乃去。"其中就强调了"饮食"要有节。当下很多的疾病，虽然我没有做过严格的流行病学调查，不好随意说，但我在临床的时候，觉得至少有不下一半的疾病跟饮食不节有关。比如我们最常见的"三高"、心脑血管的硬化、高尿酸血症等，都是因为没有守好饮食的节，所以就发生了。

我们要想负好健康的责任，首先就要从饮食开始，学会怎么吃饭、怎么喝水。为什么疾病尤其是现在很多孩子感冒咳嗽会反复发作呢？其中很大的原因就是生病期间没有掌握好饮食，这就是"食复"。很多人因为生病了，觉得身体弱，就要吃有营养的东西，其实

恰恰相反。我是研究《伤寒论》的，《伤寒论》第 397 条也就是最后一条，就讲了"损谷则愈"。"损"就是损失的损，"谷"就是饮食的代言词，损谷就是生病之后要减少饮食，要吃清淡的食物，而不是增加饮食，吃更好的东西。比如喝白粥、吃点榨菜，这样能够使身体尽快恢复，疾病痊愈后很难再卷土重来。大家都感冒过，感冒之后为什么胃口会变差呢？因为脾胃运化差了，消化变差了，这就提示我们要少吃。过去我们觉得不吃没有力气，没有营养，但消化力弱的时候，吃了不能成为营养，反而变成障碍了。生病的时候既要少吃，连喝水也要注意。很多人喝水也没有注意禁忌，身体好的时候也就算了，不好的时候要像《伤寒论》讲的那样"少少与饮之"，一口水分几次咽下去，这样可以"令胃气和则愈"，对身体才好，而不是像平时那样咕咚咕咚地牛饮。喝酒更加要注意，不能用"大钢炮""小钢炮"，要有节。

我有位朋友宋先生来拜访我，80 多岁了，我送他出门的时候，感觉他走路很轻盈，像风一样敏捷，他就是吃得很慢很少。经常说人不需要吃那么多，当看到这个榜样后我就在检讨自己，我虽然经常在说吃饭要慢慢咀嚼，但一到饭桌上，发现还是很容易吃快。

我们现在买车，评价车的好坏，油耗是个硬指标，跑的速度一样，就选油耗低的，饮食也是这样。人的形体就是一台机器，我的体会就是吃什么不重要，怎么吃（喝）才是真正重要的！

"起居有常"的关键在于适时的睡眠

第二就是"起居有常"。用《周易·系辞上》的话来说就是"动静有常，刚柔断矣"，人体是个阴阳的和合体，怎么才能"法于阴阳，和于术数"呢？起就是动，一定要动，动才生阳，所以说生命在于运动。但我们既要关照阳，也要关照阴。老运动也不行，也要静下来，对于大多数人来说这就需要睡眠，睡着了就静了，就会归根、复命。当然整天睡觉也不行，久卧伤气，因此我们要起居有常。起居就是一动一静，动是消耗，静就是修复，身体尤其是免疫系统一定是在静的状态下才能得到很好的修复。睡眠就是健康的守护神，这个太重要了，除非禅定功夫非常好，也许可以例外。杨真海老师就说吃饭不重要，睡眠更重要些。我的父亲睡眠也很好，就像开关一样，说睡觉下一秒就开始打呼噜了。所以一直到八十五六岁，他还可以一天走完五台山，陪他的当地人都累坏了。

整体观念很重要的一个内涵就是天人一体观，人要与天地相适应，相合一。过去没有电，人们日出而作，日落而息，跟着太阳走。现在太多的人都在受睡不好觉的困苦，因为各种各样的条件（如照明、加班、夜生活等）促使我们起居无常。有些人说我睡觉没问题，脑袋一沾枕头就睡着了，也睡了八九个小时，但是你的睡觉时间是几点？往往还是熬夜的多，该睡觉了不睡，到了该睡觉的时候不睡，该起床了才入睡不久，这就叫起居无常，会极大地影响生命的状态。

起居横跨了身心两界，我们的生命跟机器有相像的地方，比如机器做功会发热，我们跑 100 米也会发热。但也有不同的地方，这就是心的层面。现在的汽车仍然需要司机驾驶，也许未来智能化了，就不需要驾驶员了，就不需要休息了。那么驾驶员不可能 24 小时都在开车，而驾驭我们身体的司机就是心或者神，它需要休息，"静则神藏，躁则消亡"，学习工作劳累了一天之后就是要让它歇下来。

现在是一年的冬季，那么一天的冬季就是晚上 9 点到第二天凌晨 3 点，这是睡眠的黄金时间，如果此时能够处在相对深的睡眠里面，我们就会让该发生的事情发生。因为身体的深度修复都是在深睡眠中进行的，比如免疫系统、造血系统等器官的修复，中医讲的骨髓、精、血等精微的蓄养，肾主骨生髓以及精血互化的过程，都需要在这样特定的条件下才能很好地发生、工作。深睡眠就是静，身体的外面静了，里面就动了，而动的过程正好相反，所以睡眠一定是适时的睡眠才行。

我们刚才讲的饮食基本上是作用在物质层面、有形的层面，但睡眠、起居与形神都有关系，更加重要。神以精为基础，故称精神，而睡眠可以养精蓄锐，精藏纳好了，精足神也就足了。

总之，该睡觉的时候一定要去睡觉。

尊重身体，"不妄作劳"

第三就是"不妄作劳"。我自己也在反省，我们是否足够地尊重我们的身体呢？

　　最近有几个朋友带患者找我看病，我很不客气地说：先不谈扎针吃药的问题，你们要先歇下来。其中有位朋友血糖"哗"地一下升得很高，还伴有消瘦，显然身体到了这个程度，是需要长期呵护的。但如果找我看病，可能一年看不了几次，那么最好的呵护人当然是自己。我就建议他学习黄帝内针，他说安排不出时间，那我就建议他首先要歇下来。

　　身体很疲乏不舒服了，你还在这里折腾、乱来，不去料理，那么身体肯定也没办法恢复。老天赐给我们的身体拥有无限的可能，它有强大的自我修复能力，疲劳了一定要当机立断，歇下来睡上几个好觉，身体就会莫名其妙地自我修复过来。但是如果你不给它这个机会，它也会对不起你，所以很多人为什么突然间就没有了，或者说患上癌症或者其他重病，细查一下，实际上身体已经给过你多次警告了，你却不闻不顾。党内不是有警告、严重警告的处分吗？警告就是这个时候告诉你该收手了，处理好了还是人民内部矛盾。身体也是这样，已经疲累了，已经不舒服了，这就是给你发出的信号，你还不在意，你还不收手，就必须被"双规"了。

　　近期娱乐圈发生了一件令人悲伤的事情，一位年轻的明星，生命一去不复返。这件事用血的教训告诉我们，疲累的时候一定要歇下来，让生命有机会复原。鲜活的生命就这样走了划不来，所以在生命面前，人人平等。即便你功夫再高，如果不按老天的规律去办事，照样还是不行。因此，我告诫所有的人要尊重生命，读懂身体给我们发出的预警，及时刹车。

慎避风寒

中医讲所有的疾病，来路大致有三条：一是从外而来，二是从内而来，三是不内不外的，比如前面讲的饮食就属于这个因素。从外而来的途径就是风寒暑湿的侵袭，比如伤风、受寒，所以风寒一定要避，"虚邪贼风，避之有时"。我们的祖师爷张仲景就是因为一部《伤寒论》，而被称为"医圣"。

圣人说"避风如避矢石"，风就像弓箭一样杀伤力和穿透力很强，我感受很深。有一次和夫人在外出差，我们住的酒店房间是个套间，大卧室因为关着窗，夫人怕闷，就稍微打开了一点外面客厅的窗户，开得很小，并且拉上了帘子。实际上我在里面并不知道外面客厅的窗户开着，但感觉太阳穴突突地不舒服，这就体会到风就像弓箭一样具有穿透力，透过这么多层仍然能被感觉到。而那边窗户一关，我马上就舒服了。

今天我看到很多女孩还在穿短裤，把大腿露出来，甚至还有意无意地把肚脐那块的衣服也要撩一撩，我很羡慕这些年轻人，但知道灾难就在后面，"请神容易送神难"。风寒这些东西进入人体之后出来就不容易了，尤其是现在更不容易，因为过去的年代确实是很自然，以体力劳动为主，四季进入到体内的风寒，最重要的出口就是夏天。经过一个夏天，春、秋、冬三个季节所受的风寒就没了。为什么呢？圣人嘱咐我们夏天要"无厌于日"，不要总躲避太阳，再加上以前体力劳动很辛苦，"锄禾日当午，汗滴禾下土"，夏天的汗就是这样从很深的地方自内而外出来了，因为"夏气通于心"，"心在液为汗"，至少可以从心这个系统、从血分透出来，这就把各个层面的风寒湿发出来了。所以这样的话，身体到了秋天也就自然恢复清爽。但是现在不是这样，风寒湿进去了就很难出来，夏天我们都待在空调房里面，实际上很多问题就是从这里来的。

要负好健康的责任，这道关要把握好。实际上也很简单，就是把衣服穿好，不该露的地方一定不要露。我也要奉劝那些明星们和公众人物，不要穿高脚裤、短袜等，因为你出一点偏差，不是你一个人的事情，有千千万万的人在效法你。我们讲衣食住行，衣是放在第一位的，在杜绝疾病从外来的这个通道上，穿衣太重要！

更重要和被忽视的内因 —— 不良情绪

"恬淡虚无"是针对自内而来的这个因素。"心者，生之本"，生命的主宰是心，是神，心与神喜静，正所谓"静则神藏，躁则消亡""恬淡虚无，真气从之，精神内守，病安从来"。

而什么东西最容易扰动和躁乱心神呢？是情绪。情绪在中医里面就叫七情，是生病的内因。我们学过辩证法，知道内因是变化的根据，外因是变化的条件，外因通过内因起作用，这对我们理解中医的内因和外因也很有帮助。

我们把情绪放在首位，是因为生命由身与心构成，但主导是心，是"神"。所以心不正了，偏离了，整个生命的航向也就偏离了。这个不是弯道超车，而是生命之车的倾覆。《大学》里面讲"正心诚意"，中医里面也讲"正气存内，邪不可干"。这个"正"很大意义上应该指的是心正，那么什么原因会导致心身失去正呢？忿懥、恐惧、忧患、好乐等不良的情绪都会使身心偏离，不正便是邪。所以对于情绪的调适是我们这个时代很重要的一个功课，也是最缺失的一门功课。我们的不良情绪，怨心怨行会严重影响我们的生命状态，因此要负好健康这个责任，对情绪重要性的认识太重要了，但遗憾的是，到现在中医界仍然没有非常重视内因。

虽然这几十年我也很努力，一直把心放在中医上面，没有动摇过，但确确实实我自认为并不是一个很好的中医，是有缺失的。直到2002年我在清华大学做访问学者的时候，一段特殊的经历给了我非常大的震撼，我才知道不良的情绪对于生命的困扰竟然这么大。于是我开始反思，为什么自己的身体一直都不太好？有各种各样的小毛病，比如脾胃的问题、肺的问题等，原来这都跟情绪有关。在我的成长过程中，因为各种特殊的经历，让我的情绪一度很糟糕，非常喜欢埋怨人，而埋怨最容易伤到脾胃，所以脾胃老出问题。虽然我自己也是医生，吃点药病就会好些，但不吃药又会有所反复，所以解铃还须系铃人。

对于情绪的问题，药物的作用终究是有限的，甚至作用不到，情绪要比药物的作用还更深。自从我真正深刻认识到这一点后，这些年我的脾胃发生了翻天覆地的变化，基本上吃什么都可以，很少出现问题了。当然并不是说我就绝不怨人了，但有了很大的进步。类似这样的案例还有很多，今天分享出来，就是希望大家一定要高度重视情绪这个东西，它对健康而言太重要了。这些年我也把这个感受分享给大家，也积累了太多正反两方面的经验。

上次同有三和上海医馆开业的时候安排我带教了几个病例，其中有个23岁的女孩，12岁时脊柱严重偏曲，16岁时做了手术，脊柱上打了十几个钢钉，可以说受尽了病苦的折磨。这是一个很好的女孩子，还在加拿大留过学。我很纳闷她为什么会得这个病呢？详细诊查后，我就问她的母亲怀孕的时候有没有过激烈的情绪？她母亲说怀孕两个月的时候，一位兄长因为意外去世，当快生产的时候父亲又去世了，所以导致她整个孕期都笼罩在悲痛和怨恨当中。《素问·金匮真言论》中就讲到"病在脾，俞在脊"，脊柱跟脾有很大的关系。脾胃就是位居中央，以灌四旁，而脊柱也在人体的正中央，孕期母亲的埋怨情绪，便让孩子的脊柱严重偏离了中正。

由这个案例可以看到，有的人生来就健康，虽然看上去他并不在意生活的细节，但身体却很好；而有的人，像我这样，虽然天天都很注意，但身体还是老出问题。因此，健康究竟是怎么来的，这个问题我们一定得搞清楚。并不是我们说健康、关注健康，健康就会马上来到。健康的问题很复杂，甚至在我们出生之前，这个问题就已经开始了。所以，我们一定要清楚健康是怎么来的，不是你讲健康就有健康，健康可能是你生命还没来到就已经开始了。这个我们搞清楚了，至少可以为孩子们打下健康的基础。

持满或者健康的关键在于止漏

"不知持满"。"持满"是一个太好的描述，一杯水不洒出来，我们首先会想到要不折腾，不晃荡，但更重要的是什么？如果这个杯子下面有个洞，可能很快就漏完了，所以持满第一就是要止漏，不要有漏洞。

总结一下今天的讲座，要想健康，就要防止三个漏，外面的漏就是"避风如避矢"，中间的漏就是要饮食有节，而最大的漏就是内在的漏——情绪，而一切情绪至深的起处就是怨。有怨的话，那么恨、恼、怒、烦等七七八八的都来了，如果把怨止住了，一切不良情绪就止住了。孔子在《论语》中讲得最多的也是不怨，"在邦无怨，在家无怨""正己而不求于人，则无怨"，等等。所以说生命的"漏"有方方面面，但"怨"这个不良情绪就是最根本的"漏"。如果"满"意味着健康，那么可以说健康就被"怨"漏掉了。在结尾的时候，我很想告诉大家的是，要从情绪中解放出来，我们要能够调适自己的情绪，不要陷于"怨"中。

如果我们这三方面都能做好，对生命和健康重新树立了一个很好的认识，那么我们就能够做好健康的第一责任人，拥有一个健康的身心和美好的人生，从而"尽终天年"。

谢谢大家！

学医手札

如何才能学好中医

学好中医，有无捷径？

同仁们问：要如何才能学好中医？这是个大问题，不易回答。我只能从一位老学生的角度谈几点看法，提出几个值得学人注意的原则。

其一，学医的动机是什么？这点尤其重要，礼记有言："君子慎始，差若毫厘，谬以千里。"大家可以参看《伤寒论》原序及《大医精诚》，总之习医的目的不能安立在糊口上。

其二，要有长远心，学好中医是一辈子的事。我都已奔六了，现仍在跟师，且深深感到，只要动机没有偏斜，学习真是一件快乐的事。

其三，从慎读中明理，从日用中体道。慎读反过来就是读书要慎，现在的书太多，如果读书不慎，一辈子也只做了个读书人，不能明理。慎读最踏实的当然是经典，读经典更要有长远心，要一辈子置于案头，更要放在心上。中医的理说到头也不过阴阳，阴阳就是对待（对立），但要从"对"中看到"和"。而阴阳要落实，就必须在日用中体悟，体悟出来了方有道可言（"一阴一阳之谓道"）。

其四，能遇明师，能识明师，又有福德跟随明师。师者人生之大宝，遇明师不难，难在识明师；识明师不难，难在跟明师。跟师为什么难呢？因为跟师必须放下自我！师重要，有些关窍没有师，八辈子也悟不出来。但师也非绝对，所以自古就有一事师、一字师、一句师。总之，处处留心，皆是学问，究竟的师其实是自己！

不仅是中医，任何学问都没有什么很快就能达成的捷径。但是正确的见地却能保证我们少走弯路，若能少走弯路，这实际上已经是捷径了。对于中医而言，正确的见地就是对整体观念及阴阳五行的认识，在这个基础上再专攻一门术，如手法、针灸等，也许就能较方便地利益自他。过去的文人通医，凡是经历过文化的教育，中医的子午卯酉都会略知一二。现在不少地方只注重科技教育，文化教育却被忽视！初中课程已经涉及生命胚胎如何形成，而中医的东西却一丁点儿没有。所以我非常随喜为中医做普及工作的同仁，中医首先需要让大众了解，大众太需要懂得一些中医的基本语言，这是起码的基础！国家强调中西医并重，其实中西医并重首先是文化上的并重，教育上的并重。如果文化教育不并重，学中医的人没有基础，爱中医的人缺乏基本的语言。所以中医的路还很长，需要几代人的努力。一朝毁林易，百年树木难！所以大家须有足够的耐心，观望的耐心，深入学问的耐心。

数年前有幸拜谒南老，临别问曰：对于中医，今后我们该做些什么？南老回答两个字：睡觉！至今我仍在品味这两个字的意义，诸位不妨一起来参！

学医点滴随想录

道与术

记得一次向朱良春老汇报工作，朱老谈到道术之间的关系时说："道无术不行，术无道不远。"思来每每感叹！仲景先师即乃道术合一者，故其六经辨证流至今日而不衰。而从古至今，术高越斗者代不乏人，因其道未合修，术多昙花一现。今人于术，每急每盼，殊不知术无道摄，不过烦恼之增缘。历见术高而烦恼亦高，此乎！从医之角度言，术乃医术，需要精湛，要能解决问题；道乃仁心，需有精湛之术方显仁心之行，故曰"道无术不行"。若仅有医术，而无仁心道行，则其术必为枯术，难有长青，行之必不久远，故曰"术无道不远"。

道之与术，犹《老子》之道之与学，曰："为学日益，为道日损。"学术需要日益，需要广求博览，需要多多益善，精益求精；为道则需日损，损什么呢？损我执我慢之心，损来损去，损至无有可损，便能与道相契。只是古来学丰者，多难以损，遂致学益多，道益远。曾子之战兢履薄，良由此也。吾今亦知勉乎？！

切勿将学习上的不得力归咎于逻辑，这将陷入另一重困境！文字本身就是逻辑，显然这个时代的学习是离不开文字的。当然，文字逻辑不能包括所有学问，故而《系辞》说："书不尽言，言不尽意。"学问道中常有：只可意会，不可言传。若能以逻辑窥见学问之常，以意会学问之非常，庶不至从一个极端走向另一极端。

诚与信

《中庸》对诚的定义是："择善而固执之者也。"是以对自己从事的领域、修习的学问必须慎之又慎，必为善而后择之。择定之后，剩下的就是"固执"，不朝三暮四，不轻言放弃，此即为诚也。有了这个诚，信力会渐渐生起，踏实的感觉也会不期而至，渐渐地也就明白了。此即诚信、诚实、诚明！

信心的构建是一次艰难之旅，需要长途地跋涉，需要经历起伏跌宕，有些时候得而复失，有些时候失而复得。信心时而如日之灼眼，时而恍兮惚兮，然而一旦获得，信心又是真实的，它具备能量，让我们经得住各种纠结、折腾，让我们始终不渝地朝着既定的方向。如何获取信心？就是真诚而简单地坚持！

读书的真正意义，学习是为了什么？其实已被《论语》开首的第一句道破了："学而时习之，不亦乐乎！"说千道万，其实这才是读书的真正目的。要想把日子过好，离不开心中的这个乐（悦）。缺吃少穿的时候，我们以为物质、金钱会给到这个"乐"。等有了之后发现，"乐"与这一切似乎都没有关系。如果不把读到的东西归到自己的心身，进而化解心身的不悦，读再多的书也是白读！

学与专

有的人只将希望寄托于新上，却不知大多数的新皆源于故。是以智者功夫多在温故，温故而知新，是不期新而日日新。愚者不然，虽日日期新，却不知新之所出，年深日久，只是期待，终不得建树也。古今时代虽然有异，但很多东西是不变的！比如学问要想得到一定成就，必须一门深入，除此没有别的办法。就这一点来说，现代人成就一门学问的困难，要比从前大得多。因为，有太多的东西在引诱我们转向，使我们没法持续地聚集力量来突破为学过程中的瓶颈，处处蜻蜓点水，到头场场皆空，遗憾！遗憾！

子曰："举一隅不能三反之，吾不教也。"这既昭示学人学习的路径，亦为教授的无上法要！教授绝非韩信点兵，多多益善，很多时候我们试图告知学人更多的东西，其实这正是教授的忌讳。作为师者，教授的目的是如何由一去知三，而非告知三。这就需要我们在"一"上下功夫，学问不是多知，而是能知！

真正的学问是让人过上好日子的

有一天，和一个朋友聊天。她说：为了孩子，她送孩子参加某些训练记忆的课程，之后的记忆、阅读速度可以很快，6秒钟可以看一页书，可以看很多书……那我就反问了一个问题，看书为了什么？我觉得看快看慢没有关系，但是最终我们要问清楚，看书是为了什么？这没有搞清楚的时候，你就算把全世界甚至是外太空的书看完了，也只是看完了。你再怎么看也比不上百度，对吧？所谓智慧在哪里呢？就体现在这些地方。

我们一定要问自己读书是为了什么。如果我们把目的搞清楚了，如果我只读一本书就觉得达到目的了，我为什么去读一百本、一千本书呢？我们可以去游山玩水，可以去交朋友……没有必要把每一个人的眼睛都搞成高度近视，对不对？这是伤肝血的。尤其我们成年人更要搞清楚，我们搞清楚了，我们才可以告诉我们的后人。我们不清楚的时候，我们一定是这样子的——这有一个课程很好，可以六秒钟读一页，但是你会发现过三五年，可能就有五秒钟就读一页的课程出来，你又去追这个课程去了，对吧？一定是这样。我们没有定见，为什么呢？搞不清楚。

真正的学问是什么？我们读书就是要明理。我们的职业不是去说书，而真正作为自用，不需要读那么多书。我们把读书的目的搞清楚之后，我们就知道这个书是可多读也可少读的，关键是我们要明白。为什么我很希望大家读《论语》呢？因为从《论语》里面，你就可以看到学问是什么。 真正的学问是什么呢？ 学问是要用来过日子的，用来过好日子的。 我讲的这个好日子，是真正的好日子。 不是说你有钱就能过好日子，也不是说你没钱就不能过好日子。 这个学问指的是能够真正过上好日子的能力——就是任何环境他都能够适应，这样他的日子都是好的。 古人的学问，训练的就是这个东西。

所以我们读《论语》的时候，一开篇你看："学而时习之，不亦说（乐）乎。""乐"是什么？ 不就是好吗？"有朋自远方来，不亦乐乎？"又是"乐"。"人不知而不愠，不亦君子乎"。"不愠"是什么？ 不生气、不恼火，也是"乐"，对不对？《学而》篇讲的是学，为什么《学而》篇把三个"乐"当头呢？ 就是说不管怎么样，我都可以乐，这个才叫本事。 中国文化就训练的是这个本事，孔子了不起就在这个地方。 其他本事他没有，但是这个本事有了，他就可以做万世师表，他就可以做大成至圣先师，他就可以做永远的文宣王。 我们有几个王是永远的啊？ 康熙、乾隆了不起也就60年。 孔子的这个"王"没有时间，没有空间。 现在联合国也认他了，那就到全球去了。 为什么呢？ 因为他讲的是这个东西。

我们人类外在的东西，地域、环境等方方面面，确确实实是要变化的呀。 GDP有高的时候，就有低的时候；有丰收的时候，就有灾害的时候啊；有和平的时候，就一定有战争的年代，对不对？ 我们学阴阳，这个太清楚了。 如果我们所有的好都建立在这些基础之上，那你就只能跟着玩了，对不对？ 只有祈祷上天保佑，让我降生在一个有钱人的家庭，都生到马云家里面去，但他也生不了太多啊，不行。

过去皇帝三宫六院也就几十个皇子而已，几十个孩子，也容不下那么多啊。怎么办？

所以，根本的不是这些东西，根本的是内在，就是你的能力，过好日子的能力，"不亦乐乎"的能力。你在任何时候、任何环境跟任何人相处，都能"不亦乐乎"的时候，这就有本事了。所以中国文化讲究让大家认识这个"过好日子"的本事。

中医人的读书境界

以往的传统班，我都要求有一些必须读诵的书籍，请注意：是必须读诵的书，而不仅仅是看的书！读诵就是要求读出声来，朗朗上口。"学而时习之，不亦说乎！有朋自远方来，不亦乐乎！人不知而不愠，不亦君子乎！""大学之道，在明明德，在亲民，在止于至善。""知止而后有定，定而后能静，静而后能安……"当然我们现在都已经不懂读诵了，我这样仅仅是读而已，谈不上诵。诵的时候要有音、有韵，抑扬顿挫、摇头晃脑地去读。

以前的读书人都会读诵，我们现在都不行了，真是惭愧啊！不过也没有多大问题，你就这样很通顺地读出来，也都会有很好的效果。为什么要读呢，读书有什么好处呢？书读百遍，其义自见！所以过去是读书人，不是看书人。现在的人很多是看书人，很少有读书人，而看过就过了。读却不同，读是要读进去的。我们读出声的时候，眼、耳、鼻、舌、身、意六识都动，都在起作用。我们读书，眼睛要动（看），嘴巴要动，鼻子要动，舌头要动，耳朵要动。而眼为肝窍，口为脾窍，鼻为肺窍，舌为心窍，耳为肾窍。这一读，五脏都动起来了。尤其舌窍带动心，耳窍带动肾，心为君主之官，神明出焉，肾藏精而主智，所以读书与看书是不一样的。那么，读还有另一个好处，读出声来，还可以训练自己对声律、音韵的这样一个感受和习惯。

我们为什么要求要读好的范文呢？因为好的范文在声律、音韵方面都是极佳的。好的范文读多了，自可以将我们的感觉器官训练出来，训练成只接受好的声律和音韵。我原来要求传统班的同学，《古文观止》要读诵20篇，要经常读，读到能够背。这样做的一个主要目的，就是训练我们的感官。

实际在这一点上我是很惭愧的，我在上大学之前基本没有学过文化，没有读过什么书。大家看过我的历史就知道，我是有历史问题的，从小就是"右派"，没生出来我就做了"右派"。父母因为被打成"右派"而下放到农村，我在农村待了整整16年。父母为什么会被划成"右派"呢？因为他们是读书人，所以，很自然地就认为读书无用了。我在20岁之前，父母叫我做的是什么事情呢？猪没有吃的，就去打猪菜；没有水，就去挑水；没有柴，就去砍柴；没有粪，就去挑粪，就是去干这些事情，从来没有说你去读两本书啊，去读读《论语》啊，没有！所以20岁之前我根本没读过什么书。哪个叫李白，哪个叫杜甫，我都不知道，还有什么《长恨歌》、"短恨歌"，我更是不知道了。

上了大学以后，因为我们78级里有很多"老三届"的高中生，出口就是这个古人那个古人，就是什么"在天愿作比翼鸟，在地愿为连理枝""满城春色宫墙柳"一类的东西。一听这些，我就懵了，根本不知道说的什么，更不知道它的来路。后来慢慢就觉得很惭愧，这样怎么行呢？与他们没有共同语言。这个时候才找书来读，才知道有《唐诗三百首》，有《古文观止》，才知道有《长恨歌》，有《琵琶行》，有前后《出师表》，有《陈情表》，等等。

今天回忆这个过程，更知道了读诵的重要。读诵，可以训练你的语感，训练你的听觉，训练你的五官对语言的感受能力。好的东西读多了，这个感受能力就成了一种很自然的东西，所谓习惯成自然也。这个好的语感一旦形成，成为自然了，成为习惯了，那么，会写文章也就成为很自然的事了。你不需要别人来教你，也无需什么章法，只要一动笔，写出来的文章都应该是能入眼的。为什么呢？因为你的语感在把关，好的文辞能够通过，不好的文辞自然过不了。那是比任何一个语文老师都要强的。现在很多人写文章真不敢恭维，我的学生也是一样。不敢恭维的地方在哪儿呢？就是文章写出来了，自己居然不知道这个文章顺不顺，自己以为还蛮好，可一看就知道不是文章。什么叫文章？通顺才叫文章。为什么连通不通顺都不知道呢？因为没有上面的"语感"把关。

语感也就好像味觉一样，什么味道一尝便知，那自然不好吃的就吐出来了。小孩半岁以后就有很好的味觉了，为什么我们读到大学，读到研究生都没能训练出好的语感呢？这应该引起我们的反思，我想这与中小学的教育有很大的关系。以语文教育为例，小孩这个阶段的天性是模仿能力强、感性能力强，而相比之下，理性思维的能力却比较弱。所以，小学的教育应该在这个前提下，设计出符合其天性的教育。我们看现在的小学教育却不是这样，没有注重小孩的天性，相反过多地从理性的角度出发，强调在内容的安排上必须要能让孩子懂，不懂的内容一律排斥在外。这样一来，许多流传千秋的好范文便被拒之门外了。而好的范文却是训练我们语感的无上良方，这个良方没有别的可以替代。如果能在小学的阶段读诵一定数量的范文，上述的语感是很容易造就的。这真正是事半功倍的事，因为天性在起作用。

我有一个很不好的习惯，我看书的能力基本上可以说没有，实际上是读着看。《思考中医》出版以后，大家都以为我了不起，都说我读的书很多很多。听了这个评价我就觉得好笑，就感到外面的声音不能听，很多都在以讹传讹。其实我读的书是很少的，为什么读得少呢？因为我是真正在读书，而不是看书。读意味着什么呢？"读"只能是一个字一个字地读，而"看"是看一眼就过去了。为什么能一目十行呢？读，你不可能一口读十行，你怎么读啊？"读"跟"看"的区别就在这里。所以这注定我是读不了几本书的，我读小说、读报纸也跟读《内经》一样，所以我不读报，因为没法读，一份《南宁晚报》就可能花去我一天的时间，要读我就成读报专业户了。过去我还喜欢偷空看看武侠小说，现在也没时间了。

但是为什么不少人还喜欢我的文章？我想就正因为我读书。我所有的书都是用的"读"这个方法，只不过是小声地读，尽管是在小声读，但是它都在训练这个语感。尤其经典里的文章，尤其流传千古的文章，语感都是极美的。大家读读《伤寒论》的序："余每览越人入虢之诊，望齐侯之色，未尝不慨然叹其才秀也。怪当今居世之士，曾不留神医药，精究方术，上以疗君亲之疾，下以救贫贱之厄，中以保身长全，以养其生。但竞逐荣势，企踵权豪，孜孜汲汲，唯名利是务，崇饰其末，忽弃其本，华其外而悴其内。皮之不存，毛将安附焉？"大家看这多美啊！沉稳中带几分飘逸，这是白话文很难达到的。这样优美的文字和语言读多了，它是具有感染性的，为什么叫"近朱者赤，近墨者黑"呢？你经常读这些圣贤的文章，经常读这些很美的文章，你写出来的东西不美也办不到。大家说是不是啊？！就如你经常跟一个很温柔、贤惠的女孩在一起，你不温柔也办不到；你经常跟一个很暴躁的人在一起，你不暴躁也办不到，就是这个道理。

所以，大家要读好书，读圣贤的书，要读，而不仅仅是看。久之，自然就会被它那种美感而化之。什么叫感化？什么叫化？化就是它变成你，你变成它，融为一体，这叫化。达到这个化的境界，你想写一篇不通顺的文章，是不可能的，是办不到的！因为你这个语感形成以后，它就会替你把关，有杂质的、不通不顺的东西不可能出现，就像过海关、过安检一样，违禁的物品一律都会被扣下来。谈到写文章，实在是很惭愧，我哪里学过写文章？压根就没有学过。

高考的时候作文还不及格，但是现在为什么写文章还能自信，还能得到老一辈的认可，其实就是那一点点功夫，就是这样一个平常读书的习惯，训练了这样一种语感。

所以大家一定要读一些书，我讲的是"读"一些书，而不是"看"一些书。因为你们已经养成了看书的习惯，那么现在要回过头来读一些书，要强迫自己读一些书。具体读什么？大家可以自己找。比如《素问》的前九篇，比如《大学》《中庸》，这些都是很美的语言，又比如刚刚读过的《伤寒论》序，还有《古文观止》等，总之要读一些书。

中医眼目

近期一位交往多年的老朋友，在微信上给我发来他的一位亲戚的内镜检查和病理报告，以及一堆诊断结果，并嘱我提供治疗思路，这让我意识到问题的严重性。这样一位资深的中医粉丝，且与我的来往超过十年，一旦遇到问题竟还是如此出招，我想这至少有两个方面的因素值得检讨：一者，我们这些中医人在传播和介绍中医的时候，忽略或忘记了有一个问题必须年年讲，月月讲，日日讲，这就是辨证论治；二者，是西医学的理念及操作程序已然像五月的腊肉一样将我们熏熟熏透，让我们须臾都不能离开。

辨证论治被喻为中医的两大特征之一（另一个特征是整体观念），是中医人的眼目所在。

对于临床医学而言，诊断几乎是最重要的元素所在，因为只有诊断确定了，后面的治疗才能真正跟上。就西医学而言，诊断与治疗完全是不同的学科，由不同的人去实现，两者可以独立完成。所以当我们拿上 A 院给出的诊断，去找 B 院的某位大夫寻求治疗方案，这是完全可能的。那么中医呢？中医的诊断与治疗则完全是一体的，它没法分开，基本要在一个大夫身上完成。这也可以解释为什么辨证与论治要放在一起讨论。

中医为什么这么看重证（症），而西医诊断的病仅作为参考？因为证不仅仅反映了病的信息，更重要的是反映了患病主体对病的表达，而这一表达既包括了机体对病的反应，更蕴含着机体的调治措施和方向，因此读懂了这些证（辨证），便就明白了机体要我们干什么（是要发汗，还是要通下，或是补，或是泻……），就能顺势而为，不至于帮倒忙。

因此，理想的中医治疗应是有利而无害的，所谓中医没有副作用，也是建立在这一基础上的。所以，作为中医人要想干好中医这一行，就时刻不能忘记辨证。而作为欲寻求中医帮助的朋友们，你们需要关注的不仅仅是在医院得到的诊断，更要关注自身的反应，因为这才是真相，这才是你的内在想要对你说的。

中医的基本观念包含在整体观念与辨证论治之中。整体观念的立意甚深，囊括中国文化，在空间上具有全体性，在时间上具有持久性，是生命健康之所依。而辨证论治则是在整体性出现障碍时，透过机体对障碍的表达，所进行的旨在恢复整体性的当机调治！

中医的根本是中正平和，失却中和则病，恢复中和则不病！一般而言，我们通常使用补泻二法来帮助机体恢复中和，既然补泻的目的是恢复中和，那么把握补泻的度就成为治疗成功且不留弊端的关键！

明白了这些道理，自然可以判断任何一个疗法的利弊。

伤寒理法

《伤寒论》之所以令我们望而生畏，是因为我们没有体察到贯穿其中的这根线（理），我们往往迷惑于它的 397 条、113 方。一旦我们体察到了这根线（理），就会发现《伤寒论》的一体性。这个时候《伤寒论》处处都归于平淡，而处处又不乏惊喜！这根线（理）就是阴阳气化！

《素问》云："谨察阴阳之所在而调之，以平为期。"此乃一切治疗之总则。"以平为期"意味着任何的治疗都需适度，治疗不及则达不到预期的效果，而治疗过度又会产生新的问题。恰当的方法尚需适度，而不恰当的方法又不适度，那带来的问题就更大了。故医者必须牢记"以平为期"，日日检点是否有违这个原则。

"观其脉证，知犯何逆，随证治之。"此乃仲圣十二字薪传，关键在于中间一句。对患者呈现的诸多脉证，医者一定要去探究它的"逆"之所在，逆之所在也就是问题所在。是逆在太阳还是逆在阳明，抑或逆在三阴。知道逆之所在之后，再根据六经的次第顺序而为，这便是"随证治之"。不知逆在何处，即处判方药，此为医门大忌！此为余习医三十余年跟随诸师之所得，尤为跟随卢崇汉师之所得。

古德曰："理可顿悟，事须渐修。"所以像短期的学习，如扶阳论坛一类，大家宜更多地关注理。所谓"听君一席话，胜读十年书者"是也。理事之间，理无事不行，事无理不远。曾记卢师谈卢门的规矩，弟子侍诊于师（当年卢师随师爷永定及太师爷铸之），只许看方不许抄方。今日侍诊卢师，略可窥测祖师用心之良苦。大抵由方而明理者，则方必久远，以有理走遍天下也。若不能由方明理，纵见千方万方，亦只依样画瓢，难成久远之道。

扶阳次第

扶阳这一脉中附子很重要，但不等于扶阳就是用附子！现在滥用附子的情况很普遍，根本的原因是没有搞清法理。很多时候并非用对药之后的瞑眩，而是不该用而出现的弊端。我在跟师的过程中，师父有相当多的案例都没有用附子。"火神"尚如此慎重，可见再好的方药都要依靠法理相应。

扶阳的理念基于经旨，基于我们所生存的太阳系所遵循的阳主阴从的原则。强调阳乃是强调这个原则，亦是强调在这个原则上"阳生阴长，阳杀阴藏"的谐和关系。因此，扶阳便是贯穿这一原则和关系基础上的系统工程，这一工程包括扶阳之生，扶阳之长，扶阳之收，扶阳之藏。附子的应用仅仅是它的部分。生、长、收、藏既是太阳在一年的运行次第，亦是一月之次第，亦是一日之次第，亦是五脏元真畅通之次第。依此次第为从，从之则治；违此次第为逆，逆之则乱。仲圣"观其脉证，知犯何逆"者，言此也；四逆汤之逆，言此也；《四气调神大论》之"逆春气则少阳不生，逆夏气则太阳不长……"，亦言此也。

中医之方药乃为病证，故曰方以对病，药为证迁。方所本者气味也，药所本者主治也。知此，则不明气味无以成方，不明主治功用难以用药。又病者所以寒热虚实之谓，所以六经之谓，证者所以由乎见病者也。大抵证易动而病不易动，知病不易动则知方不易动，此盖为良医知病守方之要也。知此亦谓定力也。定力从何来？唯有于理事上磨练。这是功夫，急不得！曾见卢崇汉师治一肾衰肾移植后又复肾衰者，几近半载皆以桂枝法出入，治疗年余，终得肾功能全面恢复。

从师数载，乃感习医之次第，必先见药而后见方，能见方者已为不易，若欲再上一层，必要破方，方堪见法，见法则臻圆通也。祈诸仁者沿此次第步步升进！

另："排病反应"这个词其实不宜滥用！我亲近卢师多年，很少看到这样的情况，自己的临床过程亦如此。很多所谓的"排病反应"其实是没有严格按照次第治疗的反应。《大学》曰："知所先后，则近道矣。"先后就是次第，如果不能很好地把握，而笼统地以一"排病反应"归之，那么就会丧失很多精益求精的机会。请各位同仁三思！

身心医学

若看过韩剧《医道》，应该会记得有"心医"一词。心医者亦医心也，对患者的治疗其实不是从服药才开始的，而是从接触患者的这一刹那就开始了。所以医者的心是否关切患者，眼神是否真切，都关系到疗效。而这些正是自己过去所缺乏的，人系有情（或曰含灵）而非机器，业医者当慎记之！

医之天职是祛除病苦，病苦大抵分两类，一是身体的病苦，二是心灵的病苦。回观自己和周遭，有二病俱足者，有一病为主者。二病之区别，身病重者，每叹死不如生；心病重者，每叹生不如死。身病在命，心病在性。树桐先生云："救命救一时，救性救万古！"业医者亦当于此思量斟酌。亦叹医者必先自救乃能救人也。

医的造字虽几经更改，但终不离"矢"！这是很有意思的。是"矢"就离不了"的"，故曰"有的放矢"！"的"是一个更有意思的字，细细一看，发现原来是一味中药——白勺（芍）。据统计，在所有的汉字中，其使用率排名第一。"的"的意思究竟是什么呢？的者中也！医不离矢，矢不离的，皆关乎射！射讲的是身心的问题，亦是医之关切处。欲要矢不离的，身心皆不能离道，身心离道，离于中正，则矢必离的，这便是疾了！疾是矢之疒（病），而医则是匚正于矢，使不离的也。

医者治病当有耐心，或曰当有定力，不可朝夕更方。频繁更方，一由认证不清，胸无定见；一由急功近利，盼获速效。为医当于理上通透，治病当于法上寻求。观今之病，多三才同犯，性心身失和，欲期朝夕获功，实为难矣。且朝夕更方者，譬如穿井，浅凿不见，又复更地，则终难见水。故业医当认清病证，守定法理，病若不变，守之无疑；病若变之，影随其形。

国学文化

博大精深的落脚点

2017年5月22日在首届三和书院医道传承毕业典礼上的讲话

医道传承：为人之道，为学之方

很多事情不可思议。依稀记得，2015年的4月，"医道传承"最多还只是个说法，而现在（2017年5月22日）我们却满怀喜悦，齐聚一堂，分享医道的体认，畅谈传承的感受。"三和书院"对于我们这群人，一两年前连概念都还模糊，更不用谈经验，我们之所以能够顺利地走到现在，并取得满满的收获，与和君同仁们多年的积累、王明夫先生的慷慨援助密不可分。

十多年来，我在诸师的教导下，朦胧地认识到为人是为学的基础，为道是为医的基础，并把这个认识贯穿在了研究生的教育中。三年前的某日，我偕夫人拜访当时还健在的国医大师朱良春前辈，朱老殷殷嘱咐："道无术不行，术无道不远。"结合书院教育的宗旨"为人之道，为学之方"，我们设置了首届"医道传承"一阶段（同有班）的主干课程。一路走来，虽然开始有些辛苦，部分同仁不理解，甚或有些失望，但渐渐地我们达成共识，汇聚了热情和力量。从每位同仁的字里行间，从每位同仁面上透出的光彩，我们欣喜地发现了各位从身到心的变化。我想这个变化对于大家今后的人生，对于大家今后的中医之路，都将弥足珍贵。我为各位感到由衷的高兴！

在我的内心，医道传承与其说是一个教授与学习的平台，勿宁说是一个相互砥砺、相互信任、相互学习、一齐进步，并渐渐熏修出同心的平台。因为道统的传承需要同心，中医事业的光大更需要同心！历经一年之后，我们欣然发现，这个平台渐渐在铸成，这个平台渐渐在古今诸师的所愿中展现。各位同仁！各位首届三和书院医道传承的学子，你们是先行者，你们是同行者，你们是耕耘者，你们是奉献者，历史将铭记你们的热忱，中医将因为你们的努力而获得承继，我为你们感到骄傲，谢谢你们！

今日的北京，本就春趣十足，而此时掠过我内心的一幕幕情景，更是增添了无限的暖意。从著名作家、公司总裁、名校学子，到普通医生、职员，他们以饱满的热情，以全然奉献的心态，以不辞劳苦的干劲，义务地忙碌在班主任、辅导员的岗位上。正是因为他们的付出，使得本来彼此陌生的我们变得熟悉，进而难以分舍，这使我们感到前行的路上并不孤独，医道传承的铸建离不开你们，我为你们感到自豪，感恩你们！

医道传承一阶的结业，意味着部分同仁将进入二阶继续学习，部分同仁将重新回到各自的学习和工作岗位。由于种种原因没能进入二阶的同仁们也许会因此而有一丝沮丧，但正如杨博喻老师所言，结业并不意味着结束，它只是一个新的开始。孔子云："独学而无友，则孤陋而寡闻。"我很理解大家此刻的心情，也很期待书院及项目组的同仁们一起努力，逐渐构筑出一个自然伸展的平台，让每一位医道传承的学子能够在这里彼此关照，携手前行。

在首届三和书院医道传承一阶结业典礼即将结束之际，我提请大家永远不要忘记一位导师，同有三和因他而起，基金会因他而立，三和书院医道传承更浸透着他的智慧心血，他就是敬爱的杨海鹰老师。虽然杨师没能莅临现场，仍请大家把恭敬的掌声送给他！这些年来，我所在的广西中医药大学所给予的理解和支持，使我能够全身心地投入书院的工作，还有那些在人、财、物等诸多方面给予我们帮助的朋友，在此一并感谢！

这段日子，书院的同仁们在为结业典礼忙碌着，而我却经历了慈母的离去。在照顾母亲最后的这段时间，我更深刻地感受到了《黄帝内针》所强调的人的传承。人的传承离不开母亲，因为我们每个人都生于母亲，母生子，子承母，于生命而言，再没有比这更鲜活的传承！无怪乎无论东方西方都强调母恩。于易而言，乾父而坤母，乾卦卦辞曰："元亨利贞。"坤卦则谓："元亨利牝马之贞。"这里透露了传承与马的关联。几乎全世界都称呼母亲为 ma，而妈用马。佛教在中国的第一座寺院为白马寺，并有白马驮经的传说。九江东去，佛法西来，西方色白。这一切都匪夷所思，这一切都难以思议。此时此刻，我们已然明了，何谓"黄马驮经，传承不辍"。

2500 余年前，孔子有这样一则公案：有一天，鲁哀公问孔子，我听说，在房子的东边再盖房不吉祥。真有这回事吗？孔子没有正面回答哀公，却道出了何为真正的不吉祥，谓其有五：一乃损人利己，是自身的不吉祥；二乃抛弃、漠视老人，只专心于孩子，是家庭的不吉祥；三乃放弃贤良，只用庸才，是国家的不吉祥；四乃老人不教育孩子，孩子们没有对学习的向往，是社会的不吉祥；五乃圣人隐伏，愚者专权，是天下的不吉祥。

透过孔子与哀公的这则对话，我们应能真切地感受到，若能克己奉公、专心利众，则自身一定吉祥；若关爱老人胜于孩子，家庭一定吉祥；若能任人唯贤，国家一定吉祥；若能长有所教，少有所学，社会一定吉祥；若能尊师重道、发露良善，远离邪恶，天下一定吉祥！

同仁们、朋友们，让我们共同努力，使自身、家庭、国家、社会、天下归于吉祥！

人生根本的方法——仁道

中国文化的头头是道，体现在每一个字词里面，比如我们天天都要用到的"方法"，方法太司空见惯了，太寻常了，以致我们压根都没有去想方法还有什么讲究。其实，方法太需要讲究了，几乎是最需要讲究的字眼。细说起来，方是方，法是法，方是前提、基础、纲领，方即方向，既然是前提就必须首先确定，只有方向确定了，法的付诸才会有意义。亦只有方确定了，法的付诸或者我们一切的努力会带我们去到什么地方，我们才会清楚明白。

就我理解的中国文化，尤其是儒家的文化而言，这个方（向）是唯一的，就是仁道。可以说，仁道是儒家的宗，这个宗确定了，便有所谓的万法归宗！这个宗没有确定，千法、万法、万万法的意义亦就难以确定。即如《中庸》所云："仁者，人也。"因此，确定这个宗，其实就是确定为人的意义，如果这个宗没有，人将难以为人（仁）。平常骂人骂得很重的一句是：畜生！实在就是指代这个宗的缺失。

仁道是什么呢？《礼记》在谈六艺中射艺的时候，将其比喻为仁道，这或许会有助于我们了解仁道。其曰："射者，仁之道也。射求正诸己，己正而后发之，发而不中，不怨胜己者，反求诸己而已矣。"射本兵家之用，是为不祥之器。《礼记》反以仁道言之，乃在其反求诸己的方向。再看《论语·颜渊》的颜渊问仁："子曰：克己复礼为仁。"便就知晓仁道的根本在于求己，在于克己，或曰在于内求。离开此内求或克己的路线，无论如何折腾，便都无仁道可言。

"文化"是当今太时髦的词语，尤其"文化自信"的提出，更需要我们去琢磨，什么是文化？一切承载人类智慧的典籍或可以文命之。那么化呢？化亦就是文的功用所在。钱穆先生总结中国五千年的历史，以"人文化成"四字概之，其意大抵在此。既然化是文的功用所在，那化什么呢？当然是化人，化人的劣根、化人的私欲、化人污七八糟的东西，归结起来，其实就是化我！西安古称"长安"，很有意思的是西安方言所说的"我"几乎与"恶"一样，都发 e 音，略微差别的是"我"发四声（去声），"恶"发三声（入声）。化除我亦就意味着化除恶，大同世界的实现并不在外，将自我化除了，大同也就实现了。中国文化讲求学问深时意气平，这便也是化我的真实写照。自我没有化除，必然意气高傲，令人望而生畏。钱穆先生晚年时将中国文化的最高境界归为"天人合一"。其实，文化便是"天人合一"的另一个表达。我没有化除天人自是两家，我化了，无我了，天人便就合一了，这实是中国文化的目标！

阴阳自和：中医的基本精神

《伤寒论》第 58 条："凡病若发汗，若吐、若下、若亡血、亡津液，阴阳自和者，必自愈。"所有的疾病，不管是什么疾病，艾滋病也好，肿瘤也好，或者是一个伤风感冒、SARS 也好，不管是什么疾病，如果你能够使它的阴阳自和，那一定搞定，这是真实不虚的。

阴阳怎么自和呢？这就是今天我们要谈的很关键的地方。我们讲阴阳，或者相对（我们给阴阳取另外一个名称就是相对），都是生命万有的展现形式。生命万有展现出来一定是以"相对"的形式展现的，没有相对就没法展现。阴阳实际上就像"形跟影"一样相伴而生，而生来它就是个对立，没办法，它天生就是这样。那么如此对立的关系如何化育出生命万有呢，这正是"中"的意义所在。

我们看《周易·系辞》，这是很了不起的一篇文章，我希望作为中医的同仁尤其作为老师，一定不能仅仅困在那几本教材里面，我们要让中国文化熏一熏，要不停地去熏习，哪怕读不懂也要熏，"近朱者赤，近墨者黑"呀。我现在满天飞，旅行箱里面一定会带上几本经典，如《伤寒论》《内经》《老子》等。实际上每次都没有读，或者是最多读一点点，但是每次如果不带呢，心里面一定不踏实，我们一定要去熏习一下，装门面、装样子都没有关系，就是要用文化的这个香来熏染、来熏陶。

为什么讲到《系辞》的时候我有这种感慨呢?《系辞》太美了，我们学医古文的时候就学了《系辞》，中医的很多东西都在里面。《系辞》里面有一段文字很美："天地氤氲，万物化醇，男女媾精，万物化生。"万物怎么来的呢? 是天地氤氲来的;万物怎么生的呢? 是男女媾精。氤氲用得很委婉，媾精用得很直接，所以万物的化醇、万物的化生是怎么来的呢? 是天地氤氲来的，是男女媾精来的。

《中庸》就更直白了，其曰："致中和，天地位焉，万物育焉。"由此可见，氤氲也好，媾精也罢，实际上都是"中"的作用，而这个作用的集中体现是什么呢? 就是和。《中庸》这本书究竟是讲什么的啊? 当然主体是讲"中"，但是落脚点在哪里呢? 落脚点在"庸"上面。庸怎么解呢? 庸者，用也。《中庸》这本书开启了"中"的作用。因为"中"很多时候是在本体上面，无可言说，怎么谈"中"呢? 透过它的作用去谈。而这个作用又集中体现在哪里呢? 就体现在"和"。我们读《素问·上古天真论》读到女子二七、男子二八的时候，怎么样呀? "阴阳和，故能有子"。我觉得这句话通俗地把刚才所说"氤氲""媾精""致中和"，用我们听得懂的语言来呈现，阴阳必须和才有子。但阴阳和不仅仅是指男女的交媾，当然含有它，但是有更深的含义。

我们讲天地氤氲则万物化醇，男女媾精则万物化生，那么描绘这个氤氲或者媾精更常用的字眼是什么呢？就是一个"感"，或者说交感。西医有交感神经，但是中医的交感有更深更广大的含义。感，《周易》专门有一个卦象去谈，叫咸卦。咸卦是一个什么卦呢？泽山咸，上面是个泽，就是兑卦，下面是个山，就是艮卦。《周易》体系有父母卦：乾为父，坤为母。乾父坤母氤氲、媾精，然后就生了三男三女：少男少女，中男中女，长男长女。其中，泽卦和山卦，或者说兑卦和艮卦，兑卦是少女，艮卦是少男。所以泽山咸卦是什么呢？是少女遇到了少男。

当少女遇到少男是件什么样的事情呢？这就需要大家有一个美好的回忆。我们说，人生什么是最美好的呀？初恋是最美好的，初恋似乎只有幸福没有痛苦，即便痛苦也充满甜蜜。大家还记得吗？突然间哪个男孩碰你一下，你脸刹那间红下来了，对不对？这就是咸。孔子对咸做注解：咸者怎么样呀？咸，感也。少男少女的相会就叫作感。感下面接一个什么呀？我们讲感情，情是怎么来的？感出来的，在咸卦的象辞里面就讲了"天地感而万物化生"，在泰卦里面就讲到"天地交而万物通"，所以我们讲天地感而万物化生，跟天地氤氲而万物化生是一回事，只是用了不同的词。泰卦讲"天地交而万物通"，没有讲万物化生，"通"了才有嘛，有了才"生"嘛。

我们看《素问》里面的很多篇章，实际上都有这样的语言，比如在《素问·天元纪大论》里面，进一步强调了"故在天成气，在地成形，形气相感而万物化生"。由这些地方我们慢慢可以品味出氤氲、媾精、感、交感实际上都是针对阴阳而言的，因为有阴阳才有感。天地就是阴阳，男女也是阴阳，有阴阳才有感可言，有阴阳才有氤氲可言，有阴阳才有媾精可言。

好，我要问大家一句，是不是有阴有阳就一定有感呢？在阴阳这门学问里面，有一句话叫作"孤阴不生，孤阳不长"，或者说"独阳不长"，这是中医老师经常要讲的。但是这句特别熟悉的话，却不是出自《内经》，而是来源于一本传统文化的图书。虽然经常讲这句话，实际上很多人并不懂这句话，认为一个孤寡老人在那里，肯定是不生不长的。或者理解为处男处女、宅男宅女，就是"孤阴不生，孤阳不长"。实际上不是这样的，因为我们身中还有阴阳啊，对不对？阴阳是相对的，前就为阴后就为阳，这也有孤阴也有独阳啊，这个阴阳也要交呀，这个阴阳不交也要出大问题。

我最近一直在讲导引，我觉得导引是很好的一个东西。导引是什么？就是阴阳相感，所以"孤阴不生，孤阳不长"不是我们体外的孤男孤女的意思。为什么孤阴不生，孤阳不长呢？因为没有感、没有氤氲、没有媾精。那么现在我要问：孤阴和独阳为什么要叫作孤阴和独阳，你凭什么称它为孤阴和独阳呢？我自己认为我是最近才弄明白这句话的，尽管这句话太熟悉不过了。实际上没有"中"的阴阳就是孤阴、独阳，对不对啊？没有中或者没有和的阴与阳，就叫作孤阴和独阳，而这样没有中的阴阳是没有交感、氤氲、媾精的。所以，言外之意就是：有阴阳又有"中"，感就会随之而起。当然，也可以从用的层面来讲，有阴阳又有"和"，感就会随之而起。为什么我们讲"阴阳自和者必自愈"呢？往回追溯的话，就是阴阳有"中"者必自愈，感就会随之而起，"和"就会随之而生，万物的化生也就顺理成章。

医为仁术

中医是尚礼的医学

首刊于 2014 年第 3 期《中医药文化》杂志

通过跟师和长期的思考，近年我提出了"中医是尚礼的医学"的观念。这个观念不是我创造的，孙思邈在他的著述里已讲到"上医以德治国，中医以礼齐人，下医以刑治病"。中医学作为一门医学，疗效是硬道理。中医不仅要近期疗效，更要远期疗效，这就要对"医"有一个长远的考虑，有一个深入的认知。

一、医为仁术

什么最能体现中医的理念、精神和文化？我认为是"医为仁术"。"医为仁术"这个提法大家都很熟悉，但正因为太熟悉了，反而容易忽视它的意义。这些年我对这个提法进行了深入的思考研究，发现它是我们能够从理念、精神、文化这三要素去认识中医的重要门径。

我们经常讲中国文化的四大元素是儒释道医。儒释道是中国文化的三大支柱，医紧接其后，可见医之重要。所以，儒释道医之间存在着千丝万缕的联系。若从这个角度看医，那医就不孤立了。我们经常讲"中医是生长在中国文化土壤里的瑰宝"，那么这个土壤是什么呢？就是儒释道。所以，中国文化之间要贯通起来，真正地贯通后，理念、精神与文化这三要素自然具足。

儒家以"仁"为本。《论语》开篇谓："学而时习之，不亦说乎？有朋自远方来，不亦乐乎？人不知而不愠，不亦君子乎？"之后紧接着就是："君子务本，本立而道生；孝悌也者，其为仁之本欤？"一旦有了这个"本"，儒家的道统就建立起来了。那么这个道统走的是什么线路呢？走的是孝悌这条线，由孝悌而忠信而仁义，最后达到"仁者爱人"。这是"仁"在儒家的地位。

"仁"在佛教的意义，我们可以通过佛的名号了解，"佛"在梵语里叫"Buddha"，是觉悟的意思。佛有很多名字，而释迦佛一个很形象的称谓叫"能仁"。"能仁"是佛！当然这个"能"是根本的"能"。由"能仁"这个称谓可知，佛教认为，人性最根本的"能"之一就是"仁"（另一个根本的"能"是智慧），如果人性中这个根本的"能"全面地展现开来，那就意味着成佛。而仁的另一种表达便是慈悲，为什么所有成佛的人都很慈悲？就因为他的根本是仁。

道家对"仁"的认识似乎有一点奇怪，道家经常不以仁为仁，如老子曰"天地不仁，以万物为刍狗；圣人不仁，以百姓为刍狗""大道废，有仁义"，是不是老子不讲仁呢？非也。不是老子不讲仁，而是不以仁为仁，不执着仁。为什么不执着？因为这是道的本体、道的本怀，道之外没有仁，所以你在道外去寻仁，实际上已经离道十万八千里了，他讲的实质是这个，实际上跟佛教讲能仁是极其一致的。

医怎么看待仁？我们从"医为仁术"这个提法就能大致体味到仁与医的关系。"医为仁术"，学中医一定要对其有根本的认识，否则为医是很困难的。

"天有时，地有财，能与人共之者，仁也"。太公的这个定义把仁的内涵很巧妙地勾勒出来了。我们看"仁"的造字，左边是一个单人旁，右边是齐头的两横。右边的这两横，上一横表天，下一横表地，左边的单人旁表人。所以，仁的造字已然涵括了天地人的要素，也就是三才的要素。我们中医是研究什么的？如果说中医有一个范畴，那就是三才，就是天地人！《内经》讲："夫道者，上知天文，下知地理，中知人事，可以长久。"大家想想看，这不就是仁吗？不就是仁的造字所现吗？

天给我们的是什么？太阳的东升西降，月亮的阴晴圆缺，天体的运行带来时间的变化，带来四气的变化，带来寒热温凉的变化，这就叫天有时，时是天的一个要素。地呢？有财，具足财富。因为万物都生长在大地上。那么人呢？人处于天地之间，人能否享用到天时地财？那就要看能否与之相共了。太公对仁的定义，充分揭示了天地人三者之间的关系，天地人之间的相共相和。人必须跟天地相共相和，才能得到天时地财的养育，才会感受到天地的恩德和眷顾，这个就叫作仁。天地每一刹那都在给予我们，而我们却浑然不知。

前段时间我在思考"感恩"这两个字，感到非常震撼。感是什么？感是感应、感知、感通，传统文化非常强调这个"感"，我们看《周易·系辞》对易的定义："易，无思也，无为也，寂然不动，感而遂通天下之故。"圣人告诉我们，对于天下之道、天下的学问，我们透过什么方式才能知道？通过感通。这是做传统学问的关键。不知感通，上不了路！那什么是感恩？对于天地的恩德，我们首先要能感知到、感受到、感觉到，这叫作"感"，这是最大的"感"，但芸芸众生有几人能感知到天地给我们的恩德？知感恩者仁也。我们必须跟天地有这份感，才能跟它相和，最后才能建立仁的次序，才能跨入医的门槛。

此外，我刚刚讲 rén，大家可能分不清楚我是讲人类的"人"，还是仁爱的"仁"？但你有感恩心你就分得清楚，感通嘛！从语音上，我们分不清，因为人、仁是一个声音。老子讲，"声音相和"，为什么仁和人是同一个声音，大家想过没有？我这些年研究文字，觉得文字最大的奥秘在声音里，而不在六书里。声音为文字之本，六书为文字之末。何以故呢？大家想想，人类开始用声音来表达思想，多少年之后才有文字出现？我们追溯到文字的起源，最多不过 8000 年。在有文字出现之前，人类有太长的时间是用声音在表达思想，所以大家一定要注意文字的声音，尤其是同声同音字，这是奥妙中的奥妙。

为什么人类的"人"和仁义的"仁"同音？这就意味着二者的必

然联系。仁者人也，人者仁也。所以，我们作为立于天地之间的这个人，必须是懂得仁的，必须是能够跟天地感通的。人能够与天地共，才符合人的基本条件。圣人造字，把两个不同的字放在一个声音里面，必有其其深的法义隐含其中。仁与人的声音相和，实际上已经揭示了仁是人的本能。

为什么说医为仁术呢？因为医就是去认识、体察这个本能。中医所要做的事情不就是这样吗？细细品味，确实是这样。所谓中医就是去认识、体察人的这一本能，而人的健康（或康健）就是具足这一本能。如果违此或者失此本能，就是疾病。据此，我对"医"做出了以下的定义：察知违失本能（仁）之所在而调之，使恢复本能（仁）者，即为医也。故曰：医为仁术。

医何以为仁术？它是这样一个路线。不仅是从道德层面讲，医要有父母心，这当然是必须的，而这个父母心亦另有深意，父母心就是天地心，就是仁！失却此心，必然患病。医的责任、医的功用就是去体察、去认知患者如何违失此心，并使之恢复，这就叫作医。医为仁术，是在这个层面安立才堪称仁术，否则，只能说这是一个道德的口号，而不具有学术内涵。如果我们由此深入思考，那医为仁术就具有深广的学术空间，它就真正体现了理念、精神、文化这三要素。

二、达成仁的路径

我在思考用"达成"一词是否妥当，因为我们前面讲仁是人性的本能，人性的本能不是造作出来的，或者说回归仁、回归本体，对此儒家是什么样的路径呢？

1. 克己复礼为仁

《论语》第十二篇"颜渊"中有一段精彩问答。颜渊问夫子何为仁？夫子没有直接答复，绕了个弯子，说"克己复礼为仁"，这个解答不像今天的名词解释，而只是给出了一个到达仁的路径——"克己复礼"！这也告诉我们，仁是很难用逻辑语言去表述的。又比如"仁者爱人"，意思是当你成为仁者后，你一定是爱人的，而这个爱人是无条件的。你对我好，我爱你，你对我不好，我也爱你；你品德好，我爱你，大家认为你人品很差，我还是爱你。当你成为仁者、进入仁者的境界，你散发出来的就是这种爱人的气息。也就是说，你只要按照克己复礼去做，慢慢就能够体味到那个仁。

由此可见，回归仁的路径是什么？就是一个"礼"。那实现礼的路径又是什么？是"克己"。透过克己来复礼，透过复礼我们去知仁、见仁、体仁。由探讨医为仁术，推演到探讨克己复礼，这个逻辑关系就这样呈现出来了，学问也就是这样层层深入的。

2. 礼的旨归和作用

中国是礼仪之邦，尤其儒家，非常强调礼，六经中专门有一部《礼经》。"礼"讲的是什么，礼的旨归和作用是什么？我们透过《论语》《礼记》可以大致做一个归纳，礼实际讲的是规矩、次序。那么规矩和次序，又是为了达到什么目的呢？是为了实现"一"！为了便于理解，我们可以先看看军歌《三大纪律八项注意》，这首歌中有这样一句："步调一致，才能得胜利。""三大纪律八项注意"可以看作是军队的礼，是每一位军人都必须遵从的规矩和次序。这个规矩、次序、礼是为了实现什么？是为了实现步调一致、万众一心。所以，我们的礼、我们的教育，是为了实现"一"，我们要有这个认识。

礼的旨归是为了实现"一"，而"一"又是什么的根本呢？是整体性的根本！亦即中医两大特征之一的整体观念的根本。"一"的现代表述是一致性，因为只有一致才有可能成为整体。所以，礼实际上是为了实现整体性。为什么说中医是尚礼的医学？至此，大家应该略有领受。

近年我读了欧文·拉兹洛的一本书，印象很深，作者曾经两次被提名诺贝尔奖。他的这本书叫《全球脑的量子跃迁》，我很希望大家读一读。这本书的很多内容我虽然也没读懂，但对于它对"一"以及一致性的表述，却感到非常赞叹。一致性是现代科学领域的顶级观念，由于量子之间的干涉或缠绕，导致量子之间存在不可思议的一致性，而由量子的一致性，就带来了一切领域的一致性。这里介绍几个一致性的案例。

第一个例子（摘自《全球脑的量子跃迁》，下同），现代科学解释宇宙生成的是大爆炸理论，大爆炸之后，宇宙极速地膨胀，"若宇宙早期膨胀速率比正常小十亿分之一，则宇宙将几乎瞬间大瓦解；若速率快于十亿分之一，它会因为太快而最后只生成稀薄冰冷的气体"。膨胀速率快或慢十亿分之一，宇宙就没有办法诞生，只有不快不慢恰到好处，宇宙才能够诞生。为什么宇宙早期的膨胀速率能够这样不快不慢？唯一的解释就是它存在一致性。

第二个例子是电磁场。我们知道宇宙之间有四个力，强力、弱力、电磁力、重力。"如电磁场和重力场之间力略有差别，也会阻止热而稳定的恒星，如太阳的存在，也因此阻止了可养育生命的地球上生物的进化过程。"电磁力和重力不能有略微的差别，若稍有差别，恒星就无法构建，为什么能如此精准，唯一的解释还是一致性。

再看生物圈。生物圈中的一致性亦即有机体内量子的一致性，是保证其进化和生存的根本。例1："若没有通过量子的一致性产生的波形能量转移，就不会有让这个地球上生命开始的高效的光合作用，地球上将不会存在生命！"例2："人体由 10^{14} 个细胞组成，每个细胞每秒发生一万次生物电化学反应。所有这些都要求及时可靠的紧密联系。另外，每一夜会有 10^{12} 个细胞死亡，并有数目大致相等的细胞来替换它们。有机体内数目如此庞大的细胞的完美协作和它们复杂的电磁与化学信号，仅靠物理和化学作用机制是难以诠释的。"唯一的解释仍然是它们存在一致性。

生物有机体的一致性包括内在一致性和外在一致性。内在一致性的水平决定器官的健康水平，这不就等于告诉我们，整体性的水平决定机体健康的水平！如果一致性遭到破坏，变成非一致了，疾病便会随之而生。而内在非一致性极端的例子就是肿瘤！肿瘤为什么会产生？肿瘤就是一群异化的细胞。它的细胞分裂已经脱离了机体的一致性、整体性，这就是肿瘤。外在一致性，是有机生物体跟外在的环境，包括自然、社会、家庭、工作等的关联方式，这实际上就是讲人与天地、人与社会的关系。所以，中医的整体性不单讲人自身是一个整体，它更强调人与天地与社会是一个整体。内外一致性之间的关系，是内外相互联系、相互增强，和则共和、坏则共坏，这是现代科学最前沿的认识，由此不难发现，它与传统中医的整体观念完全契合。

以上我们谈到了一致性在宇宙生物圈中的体现，其实在社会形态中亦是如此。过去的皇帝都称天子，天子即天的儿子，子承父志，子不能有违父志，所以天子就意味着皇帝必须跟天是一致的。天子之下有大臣（诸侯），臣跟君是什么关系？臣必须跟君王保持一致。诸侯（臣）之下有大夫，而大夫又要跟诸侯保持一致。以此类推，以至于民。如此一来，上下就一致了，这就是整体性，就是天道。

周代之所以历经了 800 年，跟它的社会形态具有较高的一致性或整体性是有关联的。孔子崇奉的周礼便是从这里开始的。反之，若天子不能真正体察天意，上行下效，那诸侯就开始跟天子不一致了，就会出现诸侯割据。诸侯如此，大夫随行，所以在孔子生长的鲁国，出现了三家大夫专权进而天下大乱的局面。为什么学中医也要关注历史社会？因为人与社会的健康都离不开一致性（整体性）。《素问·灵兰秘典论》之所以要将脏腑官能化、社会化，目的亦在于此。

通过上述讨论，我们知道宇宙和自然的特征是一致性，拉兹洛也在书中讲道：在宇宙和生物圈中，一般没有什么能持续地、有目的地阻挡一致性。这个重要的观念清楚地告知我们，自然会不会有非一致，会不会有灾害？会有！但它没有持续地、有目的性地非一致，非一致极其短暂和局部，它能够很快地进行调整。而人类就不一样了，因为唯独人类能够持续性地、有目的地阻挡一致性，可以说人类的特征就是非一致性。我们看历朝历代的更替，最后都是因为非一致性。我们再看人类对自然的破坏，也是非一致性，是从个人利益出发的结果。

3. 礼的迫切性

由于人类的非一致性、破坏整体性的特征，礼就显得十分迫切了。如前所述，礼的旨归和作用就是一致性，那么，一致性的结果是什么？孔子在《礼运》中讲："夫礼者，先王以承天之道，以治人之情，故失之者死，得之者生。"由此可见，孔子视礼如生死。"承天之道"，天道，我们讲是宇宙自然之道，它是一致性的。人之情如何？人类的特征是非一致性，所以人之情也是非一致性。孔子在这里将礼表述为"承天之道，以治人之情"，实际上就是要将非一致性转为一致性，进而实现天人一致、天人合一、天人相应，故云"失之者死，得之者生"。至此，我们方能明白为什么孔子将"克己复礼"作为他最大的人生目标，因为生死攸关！

由前所述，人类的特征是非一致性，那么，人类何以造就非一致性呢？这是因为人类的自我中心主义。几乎每个人都想以自我为中心，自我中心主义，亦即佛教所讲执着自我的心。因为对自我的执着，每个人都想按自己的意愿去作为，纷纷杂杂，何以形成整体？其结果一定是不符合礼，一定是非一致性！自我中心主义造就非一致性，那恢复一致性的方法是什么？就是"克己复礼"！因此，克己之关键实际上就是自我中心主义的瓦解。只有瓦解了对自我的执着，克己才能实现，复礼才能实现，一致性才能实现，这是它的技术路线。

《礼记》对礼还有一个更平实的诠解："夫礼者，自卑而尊人。"把自己放下来，尊重他人，这样你我就一致了。若我高高在上，认为我的建议主张重要，你的不重要，这就各说各的，无法一致。所以，礼的要素是自卑而尊人，这个"自卑"不是消极地认为自不如人的"自卑"，而是放下自我，尊重他人，这是礼的关键。所以，克己的要素其实就是消融自我中心主义。因为只有自我中心主义消融了，我们才能做到"无思也，无为也，感而遂通天下之道"。这是孔子克己复礼为仁的路线。

礼的作用还可以用另外一个字来说明，就是"和"。恰如有子在

《论语·学而》留下的名言："礼之用和为贵，先王之道斯为美。"由这句话我们可以看到，礼最尊贵的作用就是产生"和"，之所以失之者死，得之者生，因为失之则失和，得之则得和。至此，礼的问题就自然转到"和"上来了。"和"虽司空见惯，但要给它确切的定义也并不容易，为保险起见，我们还是回到礼的系统里。《礼记·中庸》云："喜怒哀乐之未发，谓之中；发而皆中节，谓之和。"这里给出了"和"的清晰定义——"发而皆中节谓之和"。也就是说，和的要素是中节。紧接着《中庸》对此做了进一步地呈现："中也者，天下之大本；和也者，天下之达道。"

读过这段经文后，大家会不会感到纳闷？何以喜怒哀乐之未发（中）能够作为天下之大本？发而皆中节（和）能够作为天下之达道？过去几年，我一直在思索，但不得其解。区区一个情绪有那么严重？透过这些年的学习和体悟，感受到确实有那么严重，它真是天下之大本！这里的"中"，不是中间的"中"，而是不落两边，是根本、真实的意思。为什么"中"是天下的大本？本，就是原来的样子，本来面目。那本来面目与"喜怒哀乐之未发"又有何关联？每思及此，都会感慨《中庸》的伟大！

我们可以细细品味自己的情绪，往往都在喜怒哀乐之中，喜怒、哀乐是情绪的两端，属于极端的情绪。为什么"喜怒哀乐之未发"就谓之"中"？当处在极端的情绪时，我们是什么样的状态？是远离真实的状态。比如夫妻吵架，怒气上来时，原本再好的夫妻，此刻亦变得一无是处。因为我们在情绪的控制下，远离了本来面目，根本无法照见真实。所以，"喜怒哀乐之未发，谓之中"，讲的是人只有超越了情绪，不为情绪所主宰了，他才能够回归本来，才能够照见真实。记得有位东方哲人说过类似的话："一个人如果能够不受情绪的干扰，那就没有什么不可能了。"而作为凡夫的我们，时刻都在情绪的干扰中，我们时刻都在两端，执持端见，要么对，要么错，要么是，要么非。因此，我们远离了本来，时时都是情绪的奴仆，受情绪的控制。

大家不妨看一看"怒"的造字，上面是奴，下面是心。一个怒字便将我们发怒时的那种状态和盘托出来了，当我们怒火中烧，心是怎么样的境况呢？是处在被奴役的境况，是做不了主的境况。此时此刻是怒在做主，是情绪在做主。中国文字的精妙，由此可见一斑。

"喜怒哀乐之未发，谓之中"，是在本来面目上，是在本性如如不动的境界中，但要入这个世界，要谈生命的现象，你还得动而起用，还得有喜怒哀乐，只不过这个喜怒哀乐必须得有一个度，这个度就是"中节"。"发而皆中节谓之和"，所以和的要素就是"中节"。中节也可以说是恰到好处，当然，恰到好处的例子很多，《素问·六节藏象论》讲的"时立气布"就是很好的一个例子。比如2012年9月22日22时49分秋分，秋分是一个（时）节，当秋分这个节到来，秋分的气就要散播寰宇，这就叫时立气布，就叫中节。中节不仅指节气的时立气布，它实际上涵盖了一切。比如我们今天这个讲座，我们开始的时间是8:30，时间一到，王校长宣布开始，这就叫中节，就叫时立气布，这就产生和了。如果时间到了，还没开始，大家心里会不会有怨气？一有怨气，不和便随之而来。所以，只有中节才能产生和。

中节只有一种情况，就是恰到好处，就是时立气布。而不中节就多种多样了，但是归根结底，亦不外乎两类：第一类，还以秋分为例，秋分这个时还没到，秋分的气已经到来，这叫未至而至，又叫太过或有余；第二类，秋分的时到了，秋分的气还没有来，这就叫至而未至，又称不及（或不足）。由此可知，导致不中节的因素虽有千千万，但概括起来，即是太过与不及（或有余与不足）。

中节则和，不中节则失和，而和为礼最尊贵的作用，至此我们大致能够明了，何以"礼节"二字常常合称。中国文字之奥妙，实在令人赞叹！《礼记》云："礼，时为大。"礼之奥义于此更见端倪。

以上我们从理念、精神和文化的层面谈了尚礼的路线，那如何将其落实到技术的层面呢？这里我们需要先了解自然是如何中节，如何维系一致性的？《老子·七十七章》云："天之道，损有余而补不足。"天道何为？天道就干两件事：一是损，一是补。把有余（太过）的损掉，把不足（不及）的补上，那导致不中节、失礼的主因便不存在了。由《老子》的这一章我们可以看到，天道、自然是透过损益来实现一致性、实现中节、实现礼的。那人类又如何呢？老子话锋一转："人之道，则不然，损不足以奉有余。"人道和天道正好相反，不足还再去损它，它就越不足；有余还去奉它，它就越有余。这样离中节就越来越远，离和就越来越远。

我们回顾人类社会的历史，每一个朝代到了末期都是这种趋向，这也就是朝代更替的因缘。所以，新的力量在推翻前朝时，都会打出同一个旗号："替天行道。"替天行什么道？就是行"损有余而补不足"之道。虽然人类历史错综复杂，变幻无常，但万变不离其宗，或兴或衰皆不离损益，如果我们能够用这一点去解读，便会清晰明了。社会如此，医道亦然，我们读《素问·平人气象论》："平人者，不病也。"注曰："如是应天常度，脉气无不及太过，气象平调，故曰平人。"没有太过、不及的人，叫作平人。所以，平人实际是中节的人、尚和的人、尚礼的人！为什么说中医是尚礼的医学，这是有甚深依据的。平人者不病，非平人者必病。既然非平人者病，那怎么去解决？

我们看《内经》给出的治病总则"无问其病，以平为期"，不管你是什么病，肿瘤也好，感冒也好，SARS 也好，统统地都是以平为期。因为"平人者不病"！那如何以平为期？仍然是：损有余，补不足。"损有余"在中医治法中叫泻法，补不足自然是补法了。所以，中医的千法万法，不离补泻两法。有的人不了解中医，看到补泻的字眼就不以为然，殊不知自然是靠什么来维持平和，是靠什么来保持一致性？靠的就是补泻（损益），这正是天道的大手笔！我们对中医的信心就是建立在这个上面的。大家想想，天道坚不坚固，长不长久？如果天道坚固长久，那中医也一样坚固长久！我们要有这种自信，这是文化的自信、精神的自信，也是观念的自信。

中医五术

砭、药、针、灸、导引按跷

2016 年 9 月 20 日受聘上海中医药大学客座教授的演讲

针药并用

中医是太美的医学，太切合于这个时代，只是国人对它的了解又太过欠缺。前段时间，因为母亲生病，我回了趟桂林。每次回桂，都是一位多年的好友负责接送，这次他跟我谈起他跟他圈子里的人介绍用中医治疗感冒，而且是现身说法，可大家居然都嗤之以鼻，没一个相信中医能治感冒。这使他非常纳闷，当然我就更纳闷了。现在的人生了病，大都会往西医院跑，大家顶多是在究竟应去哪个科的时候有些疑问，至于在西医能不能治这个病上，是没多少疑问的。而对中医，却有如此诸多的疑问或不信任，作为中医人，我们做何感想呢？所以，今天我很想跟大家谈一谈"中医——任重道远的医学"这个题目。

去年，上海中医药大学附属曙光医院请我的师父卢崇汉先生讲座，讲座期间请师父会诊了一位正在心内科 ICU 抢救的大面积心梗患者。这例患者尽管持续使用了超大剂量的多巴胺，可是血压依然难以维持。师父详察病候，以四逆法回阳救逆，仅仅两周的时间就停掉了多巴胺，并最终使患者走出了医院，这在西医同仁眼里也被视为奇迹。

最近我用针刺救治了两位中风老人，一位是同有三和员工的母亲，已经95岁了，一个多月前还因左肩疼痛找我扎过针，可这次看她完全像变了一个人。用她自己的话说，最近这一周多仿佛衰老了10岁，走路像踩棉花一样，左脚拖行，头晕头紧，饮食无味。我当时觉得不对劲，让护士量了血压，结果血压高到218/118mmHg，无疑是脑梗了！作为中医人，对于西医的东西应该有自己的见解，比如血压，正常的血压是为了维持正常的血流灌注，现在为什么血压会升得这么高？那一定是某个局部的血供障碍了，像这例患者应属于脑部的供血障碍。90多岁的人，大脑比较容易局灶性梗阻，梗阻了之后血供就会出现障碍，机体为了解决这个障碍，首选的就是把压力提升上来，但是压力过高，加上血管的脆性，又很容易导致脑出血。因此，在这个年纪上出现这样的血压是相当危险的。当时我立刻用了刺血的方法，在百会、耳尖、耳垂、十宣刺血，大约10分钟后，血压降到180/86mmHg，这样的血压，脑出血的可能性就比较小了。接着我在患者的右侧进行了针刺，留针将近1个小时，血压持续下降到150/80mmHg上下，头部的症状基本舒缓，走路虽然还费力，但不踩棉花了，左脚的拖行也基本消失。这例患者目前还在治疗巩固，每天除了针刺和中药，以及后期建议的输氧外，未采用其他西医治疗，前后不到 1 个月的时间，病人基本恢复到病前的状态。

另外一例就是我的母亲，年龄略小，93 岁，除了血压没有那么高，病情和治疗几乎相同，在此不再赘述。

上述的几个案例，从西医的角度看，也都是相当不容易的，这说明了什么呢？说明中医不但能解决最普通的病，也能够解决危重的病。只是当下摆在我们面前的问题是，中医人能不能或者有没有信心用中医去解决这些问题？广大民众对中医有没有这样的概念？一想到这些，更是觉得中医人的任重道远。

2014 年之前，在我的行医生涯里基本上只有药没有针，卢崇汉师在用药的心法上给了我甚深的教授，让我在临床上上了一个大的台阶。可为什么没有用针呢？因为对针我生不起信心。2014 年年底，我有幸遇到了针上的师父，在师父那里见证了针道的神奇。其实，当我们打开《内经》，无论是《素问》还是《灵枢》，谈针的都占绝大多数。可以说，在《内经》的时代，针刺是首选的、也是最常规的疗法。时至今日，针道衰微了，我们在中医院里已经见不到这样的盛况。如果找一家中医院的针灸科去参观，看一个左肩疼痛的患者怎么处理？九成以上会把疼痛的部位扎满，甚至还会加上电疗或热疗。由此一招，已足见针道失传了。

《素问·阴阳应象大论》是《内经》的最重要篇章之一，针刺的总诀就记载在这一篇里，其曰："夫善用针者，从阴引阳，从阳引阴，以右治左，以左治右，以我知彼，以表知里，以观过与不及之理，见微得过，用之不殆。"由此观之，以左治左虽然仍是用针，但已然不是善用针者，已然失去了针道的传承！前贤有言："得诀归来始看书。"口诀其实就摆在眼前，看我们有没有信心？有信便谓得诀！得诀后再看书，便能尝到经中的法味，便能承接蕴含在《内经》中的传承。针道治疾的微妙可见于《灵枢·九针十二原》，其谓："取其疾也，犹拔刺也，犹雪污也，犹解结也，犹决闭也。"一句话，针刺疗病，必须立竿见影。若针下以后，不能收立竿见影之效，便可以断定，这不是《内经》传下来的针法。

"立竿见影"是彰显针刺取疾快速的词语，这说明针道的第一优势就是急救！现在我随身都会携带一个小针盒，其实这就是急救箱，这就是120，而且速度超过120！因为没有距离！我写《思考中医》时候的一些观点，拿到今天是值得商榷的，有的甚至是该批评的。比如在谈急救的时候，认为这不是中医的长处，应该把急救让给西医，现在我不这样认为了，至少部分疾病的急救，中医是有其优势的，尤其它的便捷性更是西医无法比拟的。

我常常说，我们中医人如果不能混一碗好的饭吃，那是太不应该的。说严重一点，本来医这个行业绝不应该谈钱，用清代著名医家徐大椿的话说，医这个行业是不能去谋衣食的。但，如果一定要谈钱，那么中医的收入应该高过西医才对！为什么？因为成本不高。如果效价一样，那么成本越低利润当然就越高。开句玩笑，按照六六的儿子偶得同学给我订的价，每针5000元，而一根针按六分钱的成本算，大家说我扎一针能赚多少钱？（众笑）所以，我也常说，这辈子能搞中医，那是祖上八辈子都积了德，如果不学好来，对得起这八辈子的祖上吗？！虽说作为中医人，任重而道远，但是学好中医的价值一定不久就会见到。我相信六六的能力，她能够做到这一点。

"任重道远"这句话出自《论语·泰伯》："曾子曰：士不可以不弘毅，任重而道远。仁以为己任，不亦重乎？死而后已，不亦远乎？"前些天，六六跟我谈起关于学医的感受，她说了这样一段话："当人选择学医的第一天起，就要把进步作为人生的每一天需要做的事情。回头看，每一年、每个月、每一天都在进步，才配得上'医生'的称号。"我想这就是作为医的任重道远的现代版。

当然，还有另外一点也希望大家思考，就是什么是仁？为什么医为仁术？仁，在《孟子·离娄》给出的表达是"仁者爱人"，这是很有意思的。在中国，很多地方的夫妻都互称为爱人。夫妻爱人的称谓是什么时候开始的？希望大家查一查，这个称谓非常了不起，我觉得这个称谓也许从孔子时期就开始了。君子体仁，而《中庸》有言："君子之道造端乎夫妇。"夫妇又称爱人，这说明了在儒家的眼中，夫妇结合不仅仅为了生儿育女，更根本的是要成就仁者。否则，便辜负了爱人这个称谓。我想，如果按照儒家的道统，结婚时的誓言应该这样，证婚人问男女双方："你们愿意做仁者吗？如果愿意，便可结为夫妻，互称爱人。"现在的人因为丢失了道统，缺少了这个环节，所以半数的都成敌人了（离婚率高达50%）。

夫妻是男女的代表，男女又是阴阳的代表，而阴阳的基本特质就是对立，对立当然就会有矛盾，所以夫妻吵架是很正常的。如何化解矛盾？使对立走向统一，走向和合，这便是仁者的功夫。从这个角度去看医为仁术，亦就知道医者的根本要义便是和合阴阳。夫妻为什么不能和合，或者阴阳为什么不能和合？因为各执一端，缺少了中。根本而言，和必因中而生，"中"是"和"的源头。所以，《中庸》说："中也者，天下之大本，和也者，天下之达道。"

今天我们谈论的这个医不叫旁的，而叫中医；今天我们所处的国度也不叫旁的，而叫中国，这是值得大家好好参味的。

五术并举

中医作为一门医学，它服务于民众的落地方式在《素问·异法方宜论》中有很全的记述，即砭石、毒药、九针、灸焫、导引按跷。也就是说，在应对各类不同健康问题时，中医大抵会用到上述的五类方法，我称之为"五术"。

从五术的层面而言，药物仅为其中的一个，而细心的读者应该发现，在记述药物的时候，《素问》的作者在其前加了"毒"这个限定词。这亦应证了那句乡间俚语：是药三分毒！与之相应，《素问·五常政大论》亦谓："大毒治病，十去其六，常毒治病，十去其七，小毒治病，十去其八。"所谓毒，就是偏性，中医正是利用这个偏性来以偏纠偏，达成"以平为期"。既然是偏性，那把握度就是关键，否则矫枉过正就难免发生。古人都说"用药如用兵"，这是很恰当的比喻。用兵不当，不但要吃败仗，更可怕的是滥杀无辜！用药又何不如是呢？故药之名毒，其用意大致在此。所以，要用好药来，像卢崇汉师这般丝丝入扣，实在不容易见到。

既然药仅为五术之一，我们现在只提中医药，那么，其他四术到哪去了呢？自然地就被淡化、弱化了。今天，当我们走进任何一家大小中医院，你所看到的格局，无一不是这一淡化、弱化的结果。我们当然知道药物在治疗大病、重病过程中的关键作用，但亦不能因此而轻忽其余四术。所有的大病、重病无一不由小病而来，《素问·阴阳应象大论》明言："善治者，治皮毛，其次治肌肤……"因此，只有充分发挥五术的作用，才能真正展现中医的魅力，才能真正实现健康端口的前移，才能在全民健康工程中，让民众真正享用到中医的服务。

中医五术中的方药与针灸（毒药、九针、灸焫）更多由专业人士来施行，若要实现"人人知医"，则不能不重点说说刮痧（砭石）和手法（导引按跷）。

（一）刮痧疗法：善治者治皮毛

尽管我在微博上已反复强调，希望各位朋友勿在微博上问病，出于各种因素，这样问病不会有结果。但是每天仍有通过这一途径来问病的朋友。因为有问而无答，致使内心常感不安。我很希望大家关注我的微博是从中汲取到一些观念和方法，或者一些不同的思维角度，通过这些付诸自身，负起健康的责任，从而获得长远的利益。果能如此，那么透过微博这个方式的交流，或许能够带来些许真正的帮助。否则，若欲通过微博给大家开方治病，这一定是会使大家都失望的。

《素问·阴阳应象大论》言："故邪风之至，疾如风雨，故善治者治皮毛，其次治肌肤，其次治筋脉，其次治六腑，其次治五脏。治五脏者，半死半生也。"这是一段极重要的经文，从战略高度到战术细节都很值得大家关注。这里首先谈到疾病的过程大都由外而内，由浅入深，由表入里。从这个角度看，如果在外、浅、表的阶段予以及时处理，当然就不会有内、深、里的疾病发生。这对于内、深、里的疾病（现在所谓的慢病大抵皆是此类）而言，上述的及时处理就是治未病，就是圣人的作为！其次，为什么治皮毛言善治，治五脏就半死半生了？因为皮毛相对于五脏，要简单容易得多，治皮毛人人皆可为医，而治五脏就困难多了，不仅要求专业而且还要高水平。那这样既专业又高水平的医生，即便是在今天如此发达的医学环境下，都是不易找到的。所以，病至五脏，当然就半死半生矣。

皮毛由肺所主，若按佛经的比喻，上有八万四千毛孔，这个孔既可以入，亦可以出。入则由表入里，出则由内达外。当然，无论出入，皆需通泰！故而所谓治皮毛，实则即是维护其通泰。就维系皮毛通泰而言，中医应该是特别擅长的。《素问·异法方宜论》介绍了中医的五术，其中砭石位列第一，砭石有诸多功用，但由于现代外科技术的发展，砭石的很多功用已让位于外科的专业器具。不过，由砭石延伸出的刮痧疗法，对于治皮毛而言，实在是太好不过的了。过去刮痧，没有专业的器具，打开每家的碗柜，瓷汤匙和瓷碗都堪称上好的刮痧用具。

治皮毛之所以说可以人人皆医，是因为刮痧对技术的要求不高，刮小面积的地方如四肢等，用勺子即可，若面积稍大，用饭碗更好。刮前涂些许食用油，过去农村多用芝麻油，当然，亦可选用万花油类的各种外用油。刮的力适度，一般很痛的地方容易出痧（亦即出暗红甚或黑红色），这些地方宜多刮，刮到色淡为好。有痧或有痛的地方，亦是皮毛不通，出入有碍的地方，刮至色淡痛减，亦是通的象征。不痛或无痧之处，带过即是。现今市场上有各类刮痧板出售，但用无妨。

方法虽简，不可小视。圣人之治，便从这里开始了！

（二）按摩手法：上守神，下守形
2014 年 10 月在同有三和第七期手法培训班开班仪式上的讲话

大家不要小看手法，现在观念上开中药是比较高级的医生，按摩是比较低级的医生，但实际上在《内经》中就比较强调按摩，也就是按跷。很多疾病是轮不到开药的，就是用手法解决，所以叫手到病除。因此我们要很珍惜、很认真地去对待手法。尤其是现在这个时代，有个很严重的问题：很多从正规中医院校出来的学生，如果不加以修理、提升，是很难治好病的，当然，另外一方面是他们也没有信心治好病。因此中医还是要走中医的路，老一辈强调读中医经典，要回归到中医的原点，回归到中医原来的路子。我在《思考中医》中也很强调这一点，不少中医人这些年走了弯路，甚至积重难返，现在要想调头并不是那么容易的事情。

我有一位师弟付海呐博士，德国人，现在定居在美国，他在西方中医界是非常了不起的。前段时间他利用休假到中国来了两个月，感慨很深。一个老外，深入到中国农村，他发现很多的中药，包括茶叶甚至老树的茶叶，现在都喷催芽剂，这东西喷上去它就长得很快，本来是收一斤的茶叶，喷了以后就收几斤。现在的状况是感受天地之气自然生长的东西越来越少了，这对中医来讲是一个毁灭性的打击。你医学得再好，处方开得再好，最后药不行，那会怎么样？但是我们自己可以做一个干净的人，我们的手可以是干净的，所以现在真正能做到的绿色治疗，我觉得手法是可以的，当然针灸也可以，所以这一块在今天乃至将来都是很有意义的，而且确实是能够治病。

高圣洁老师已经办了七期手法培训班，每期结业时学员的分享都是很感人的。通过3个月的手法课程，大家确实有很大的收获。收获有两方面，一个是手法上的收获，另外一个是心灵上的收获。有一些原本就是推拿医生的学员，回到本职岗位之后，就觉得跟以往大不相同，确确实实地可以解决问题，对手法的信心也大大地提升了。

但是我们要想真正有所收获，根据我自己的经验，还有往期学员的经验，有这么几个因素：第一个是，做任何一件事情，包括学任何一门技能，初始的动机很重要，带着不同的动机最后就会有不同的收获。《礼记》里有一句话："君子慎始。"君子很谨慎最开始的这一念，"君子慎始，差若毫厘，谬以千里"，如果出发点有一点点的偏离，本来是到北京的，最后到哪里去了？到山东或者是到天津了，这会偏离得很远。这一点太重要了：我们为什么学中医，为什么到这个手法班来？

我觉得作为一个中医人，尤其在当今时代，这是很重要的一点。大家要问问自己为什么来学中医的，为什么来参加这个手法班？我自己的感受，所有的行业都应该问问自己初始的动机，而医这个行业很特别。医是用来干什么的？

　　学员回答：治病救人。

　　刘：对，这是医的定义，对不对？但现在是怎么样的一个时代呢？

　　学员回答：现在很多人持有金钱至上的价值观。

　　刘：那您是以金钱至上的价值观来学习这次课程呢，还是以治病救人的价值观来学习这次课程呢？

　　学员回答：我想治病救人。

　　刘：恭喜您。这一点很重要。

在过去，医是最好的职业之一，是最令人尊重的职业之一。你问问上了年纪的人他最尊重的是什么样的人？他会告诉你是老师、医师。问他为什么呢？他会说出若干个原因。但是今天我们再问你尊重什么样的人？很少再有人说老师和医师了，为什么呢？这是因为不少人的价值观彻底被摧毁了。我们来到这个世界是干什么的？我觉得，我们活着是透过生命的历程，使我们的生命升华。

中国文化讲求五福临门，最后一福叫善终，什么叫善终呢？从根本的意义上来讲，就是你的生命获得升华，你活了一辈子，不管你职位大小，只要生命获得升华，就是善终。如果最后这几十年甚至更长的时间，生命是堕落的，那人生是很悲惨的，因为这意味着你一辈子的努力是使生命堕落的。本来医这个行业和生命的升华，很天然的就是一体，而其他的行业就不一定，比如杀猪这个行业就天生使你往下走，对不对？医这个行业先天就是要提升你，但是你要按医的行业规范去做，就像刚才这位学员讲的，医的本意就是治病救人，你只要真正的治病救人了，你不可能没吃没喝，不可能没有一个幸福的生活。如果是以赚钱的动机来学手法，那就真正是差之毫厘，谬之千里了。这样一个为医的目的，一定会把你的生命引向堕落，而且它比其他任何职业要堕落得更快。

所以大家一定要检视一下自己的内心。在这个商业时代，我们不可能不跟钱发生关系，你的起心动念是以钱为主导呢，还是以帮助患者解除痛苦为主导？不是说我治病救人就不要钱了，而是占据你心里的是什么东西？在从业之前要品品自己的内心，现在调整还来得及，还没有开始，君子慎始，对不对？所以我很想强调这一点，大家要审视一下自己的动机，这一点是决定性的。

第二点就是我们要听老师的话。什么叫老师？能者为师，他是这个领域、这个行业的过来人。什么是基础，什么是重要的？你理解，你要这样去做；你不理解，你也要这样去做。因为他是过来人，他知道只有这样，最后你才能有收获。像农民播种，必须在这个时候播种、那个时候施肥，你不懂就要听"懂的人"的话。所以这3

个月大家唯一的方向就是跟随老师学习，这是最经济最直接的方法。

手法的学习，首先要学像，要形似，然后再慢慢地做到神似。手法为什么能手到病除呢？那么简单地用力按就行了吗？不是的，肯定是整个身心都投入进去，这个过程就是功夫。手一下去，不用心就只是一个形，一个机械的运动。这样也可以把一些堵的东西散掉，但是"没有心力在里面"和"有心力在里面"完全不是一回事情。针灸有一句话："上守神，下守形。"我想这句话也可以用到手法里面。像高老师这种上等手法的医者，手一下去就知道你的病在哪里，然后，自然而然这个手怎么运作，就心与神会了，她是根据你的具体情况来调适相应的手法。

要做到这一点呢，基础的手法动作是必须的。所以手法的"形"上面的练习、步骤，我们还是要掌握，同时我们要有"心"的训练。过去手法很厉害的医生都是功夫很厉害的。真正做到手到病除都是由功夫门进来的，所以如果有因缘有条件的话，我希望大家学学回春功，它跟高老师的手法有异曲同工之处。回春功没有教手法，但会帮你去体会这个手法。

手法到了很高的境界，肯定要在很放松的状态下，这个时候你才有可能跟对方融为一体，这个时候你才知道他的问题在哪里，这个时候你也才知道他需要什么，你该给他做什么。大家要朝这个方面努力，朝这个方面努力我想就不是3个月的时间了，那是一辈子的时间。所以这一门的东西大家千万不要小视它，它是值得我们一辈子去努力的。

我曾经听过一个真实的故事。一个河南的老农民，是位民间按摩高人，什么病来他都是按捏患者背部。但现在这个老人已经不在了，也就无从考证他具体是怎么做的。但听说至少要按捏膀胱经、脊柱等部位，一按就整整一天。他每天只接一个有缘患者，按捏完后他就跟你说你回去之后，具体多少天也不一定，因人而异，有可能在你背上的某个地方发痒，发痒以后就会慢慢出脓，但你千万不要用药去止脓，让它流尽为止。第二个月患者再去一次，一般一两次就解决问题了。

跟我讲述这位按摩老人故事的朋友，他的一位熟人是一名公安干警，不幸在骑摩托车的时候发生车祸而截瘫了，在各大医院治疗也没有任何好转。这名警察已经瘫了两年，后来听说这个按摩老人就找上门去，治疗的方法就是按捏膀胱经、脊柱这些部位。第一次治疗后他就有反应，确实就像老人讲的，按完后背上某个地方就开始发痒，然后就流脓，流了一个多月才干净，最后这个警察竟然能够站起来了。我想有机会去拜访一下这位警察，因为他亲身体验过老人的按摩绝技。很遗憾的是，这位患者还在，那位老人已经不在了。

这就是生命再造。老人就是用这双手捏捏捏，手法很重要的或者说很核心的一个部位是哪里？背部。背部有脊柱、督脉、太阳经。太阳经是十二经络里面很特殊的一条经络，它是唯一的一条有两条经路的经脉，在背部左右各两条。它和五脏六腑的联系又非常密切，只有太阳经有五脏六腑的腧穴。太阳经还有另外两个更特殊的穴位：肝俞旁边的魂门穴和肺俞旁的魄门穴，一形一神在膀胱经上具足，其他经上没有。为什么太阳经是在背上，为什么这个老人如此捏捏捏，截瘫的患者竟能治好？万物生长靠太阳，太阳（太阳经）是能量的源。

《金匮要略》里讲："五脏元真通畅，人即安和。"实际上老天天天都在给我们营养，天天都在给我们吃的喝的。天食人以五气，而更重要的太阳是透过哪里进来的呢？实际上是通过胃经，通过太阳能，这个阳光滋润了我们的五脏六腑，腧就是运输的意思。"太阳能"透过"太阳经"输送到我们四肢百骸，但是因为饮食、劳倦、情致等原因，很容易使这个道路发生壅塞。如果道路发生了壅塞，"太阳能"再好再高妙我们都得不到。得不到我们怎么办呢？我们可以靠药物来修理、疏通，然而手法能更直接地帮我们疏通，帮我们拿掉道路上的障碍，所以手法是可以解决大问题的。

这个班的学员们还要有一个认识就是，通常大家说的手法，在医院里大多放在疼痛科，治疗肩周炎、腰腿痛之类的小毛病。而我们这个手法不仅仅治疗腰腿痛，五脏六腑的病它都能治。因此我们不要小看手法，它能解决大问题。当然，前提是我们要学好它。怎么样能学好它呢？我相信高老师会告诉你们的。那我就做一个开场，再次感谢大家，再次祝贺大家，为大家在同有三和有这么珍贵的一段人生经历感到高兴，谢谢！

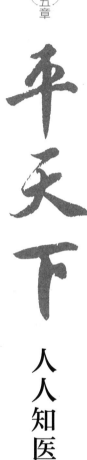

第五章

平天下

人人知医

　　药王孙思邈在《备急千金要方》中说："余缅寻圣人设教，欲使家家自学，人人自晓。君亲有疾不能疗之者，非忠孝也。"他这一生，都在践行这句话。他认为圣人的本怀是什么呢？"家家自学，人人自晓"，每个人都要懂医。要达到这个格局，我认为："人人知医，天下少病"，这就是中医人在"平天下"方面的目标。中医不仅是中国的医学，也是全天下的医学。

站在"中医的肩膀"上引领世界医学

这些年来，我常常有这样的感叹，迄今为止，中国的西医一直在跟随世界医学的潮流（也许有个别项目例外），这当然是历史的必然。但凡事皆有三十年河东，三十年河西，屠呦呦教授荣获第一个由中国人获得的诺贝尔医学奖，便是很好的说明。

虽然屠先生一直工作在中国中医研究院（后更名为中国中医科学院），所获取的成就也与中药青蒿有关，但从我个人的角度来看（仅仅代表我个人观点，不见得完全正确），严格来说，屠先生的工作性质却属于西医（西药）范畴啊。倒是西医的同仁们应该由此获得警醒，这是一条中国西医值得借鉴的路子，借由这条路子，我们有可能走出自己的现代医学，有可能由跟随转而引领世界医学的潮流！

以屠先生的研究为例，如果没有东晋名医葛洪在 1700 多年前于青蒿的运用经验的借鉴，青蒿素的成功提取虽不一定是遥遥无期，但至少要困难很多。而屠先生的这一借鉴，不但使提取获得成功，而且无疑大大缩短了研究周期，简化了研究路径。更为重要的是，这一划时代的研究成果早日面世，使众多的患疾人群得到及时救治，这真是功德无量，无量功德！对于科学研究、科学发现而言，有时时间便是决定的因素，时间会决定你是跟随还是引领，时间更会决定你是否入主诺奖。而屠先生的这一事例能够很好地说明，借鉴五千年的文明，借鉴两千余年的中医经验，中国的西医完全可以优化研究思路，缩短研究周期。而更有价值的方面在于，我们完全不需要盲选，我们能够有的放矢！

今天看到微信上转发的《健康报》文章，文章报道了中国心脏大会于11月1日在深圳召开，与会的该领域权威在论及心脑血管病的防治措施时竟然没有提及中医，这促使了我将久蕴于心的话题一吐为快。以心脑血管疾病为例，竟然完全没有提及情绪这一至关重要的因素，这无论是从防还是治的方面都是严重的缺失。有关心绞痛及心梗，中医有极其宝贵的救治措施，比如针刺，如果能在发作的第一时间内运用针刺，如针刺右手内关，或指掐、提捏右臂腋前大筋（民间称之为"还魂锁"），便能很快地舒缓疼痛及冠脉梗阻，为全面救治赢得时间。

中国的西医是得天独厚的，他们完全可以站在中医的肩膀上去认识生命，去探索生命，去解决生命的难题。对此，作为中医的同仁，我们既愿充当肩膀，亦拭目以待！

另一方面，国外的中医也在蓬勃发展，比如从中国走出传到英国，又从英国传回中国的五行针灸。我在德国参加第43届国际中医药学术大会期间，与五行针灸大师诺娜老师（Nora Franglen，英国针灸师、五行针灸传人）幸会。五行针灸源于中国，有上千年历史，一直以口传心授相传，颇似禅宗教外别传，不立文字。20世纪由英国的华思礼教授公开传授此法，数十年间，虽历尽困顿，五行针灸已传及欧美，然于其源头却未能见及，殊为叹惋！五行针灸的因缘源自荷兰的龙梅女士，龙女士毕业于成都中医学院（现成都中医药大学），她接触五行针灸之后给我写了一封长信，介绍她对该针法的感受，此信令我感动。竟有这样奇妙的针法流传海外，若知之而不迎其回归，必吾辈之罪也！遂邀龙女士回国介绍针法。

《伤寒论》序云："天布五行，以运万类，人禀五常，以有五脏。经络府俞，阴阳会通，玄冥幽微，变化难极。自非才高识妙，岂能探其理致哉！"吾以为此段经文，便是对五行针灸最恰当的一个写照。五行针灸以五行为归旨，是一门引人入胜的针法。于专业言，直取经意，守神为务，乃直趋上工之针法。于大众言，由此渐明五行，不特工作生活乐趣充满，自身调摄亦知从何入手。五行针灸之要，在于判断人之五行中之主导一行。此主导一行决定人一生之生长壮老已，决定人一生之身心状态，可以说该针法是围绕主导一行的次第谨严之针法。而其难处亦其魅力所在处，即对此主导一行之判断。此成为该法行者需不断进取之动力，亦为渐入佳境之处。我们当为此针法之回归尽心尽力！

判断主导一行，是为判断深层的人性，故须摒弃表层逻辑思维乃得契入。用华思礼的话就是"give up your head"，放弃大脑，那就意味着必须进入心的层面。因此，这是需要一门深入，需要破除许多成见，方能达到的针法。这亦是行内易于误解之处。唯其用心，故能直趋神明，此上工之所以守神也。现在的知识学问大都言用脑动脑，而古之学问多言用心。此亦古今差别，值得细细品味!《内经》定心为"君主之官，神明出焉"，而脑仅为奇恒之腑。后世医家以为经典或有疏漏，增"脑为元神之府"一说。心脑之差别，着实耐人寻味。此或为深入中医之关键!

五行针灸

传承与坚守

2017 年 10 月 19 日在北京第十期五行针灸提高班的讲话

非常高兴和大家见面！这次是专门抽了一个时间过来，因为再怎么样繁忙都肯定要看看老人家（指诺娜老师，英国针灸师，五行针灸传人），看看龙梅老师（定居荷兰的针灸师，诺娜老师弟子）和盖老师（英国针灸师，诺娜老师弟子）。

这次是诺娜老师第十一次来到中国。第一次是同有三和刚刚起步的时候，那次坐在下面听讲的就是我们内部的那些学生们，回想起来感觉确实是非常快啊，已经走过了那么多年！而这一次，我觉得一个特别大的变化，就是这次学员是我们有史以来人数最多的，150 多人，原来每次课程大概也就几十个人！而且我了解到，这次有来自很多个国家和地区的学员，如荷兰、澳大利亚、马来西亚等喜欢五行针灸的朋友们都聚集在这里，尽管大多是华人。刚刚看到一个（外国人），您是哪儿的人？

提高班学员：俄罗斯。

刘：俄罗斯什么地方？

提高班学员：莫斯科。

刘：莫斯科我还没有去过，很向往。

这么多来自不同国度的人一起汇集在这里，今天当我走进这样一个会场的时候，有一种很特别的感受，也许这意味着一个转折。诺娜的老师华思礼（英国针灸师，五行针灸传人），尤其在他生命后半期的时候有一个很强烈的愿望，就是把五行针灸送回它的故土，这个愿望华思礼没有实现，由他的学生诺娜实现了。经过诺娜老师和龙梅老师、盖老师这些年一起共同的努力，原来只有极个别的朋友从澳洲飞过来参加这个课程（与专门从澳洲飞来的袁奶奶打招呼），到今天有越来越多来自不同国度的同学来参加这样一个盛会，所以我感受到这次是很特别的。

我这次很想和大家分享一下我的感受。可能熟悉我的人都知道，我没有学五行针灸，却学了黄帝内针。坐在我们旁边的这位"老太婆"（对诺娜老师开玩笑），肯定曾经在某个阶段会不高兴、不满意，对吧？我其实是能够感受到的。但是我相信她会越来越满意，因为我很多次给大家分享了我为什么没有选择五行针灸而选择了黄帝内针。

我明天就要到山西去，黄帝内针在山西代县有个扶贫项目。代县是一个很贫困的地方，我们去那里就是帮助培养当地的乡村医生。我们和杨真海师父、杜玲师母一起，这是今年第三次下去了，先用五六天的时间给他们上课，课程结束后就在当地做义诊，一位位患者来了，学员们就用刚学习的黄帝内针给患者做治疗。不过代县这个地方地很广，人不多，所以没有像以前我们在其他地方做过的义诊那么多患者。2015 年我们在安徽金寨县的一次义诊太轰动了，就是"八月桂花遍地香"那个金寨，最后不得不出动特警维持秩序，整条街两边满满的人，差点发生挤踏事件。这其实是说到了黄帝内针的一个特质——它是操作原则能够比较快速被领悟，而且能服务很多人的一个针法。

而五行针灸不一样。通过一次一次地深入，我感受到这两个针法是截然不同的。黄帝内针确确实实是可以大面积服务人的一个针法；而五行针灸呢？我们经常讲"深广"，黄帝内针在"广"上有它的特质，而五行针灸是在"深"上有它的特质，两者合起来就是深广。但深里又有广，广里又有深。所谓"深里有广"，是说"五行"这样一个理念实际上是所有人都需要去认识的，因为我们认识了五行之后，我们的生活就不一样了。

诺娜老师曾经有一次跟我们说，如果真有下一世的话，她还要来做五行针灸。如果她下一世再搞五行针灸的话，可能就不是像现在这样一次次地飞了，也许她下一世就到中国来了，对不对啊？

诺娜老师："下一世我来的时候就是个中国人。"

她说她下一辈子还要做五行针灸师，但她下一辈子做五行针灸师不一定像现在这样向大家传授五行针灸的针法或是治疗患者，她更想的是把五行这样一个思想理念去普及给所有的大众，而不只是去告诉一个个五行针灸师。当大家能够领会到五行这门学问的时候，就能够更好地度过这个人生。从这个角度来说，五行针灸有它非常广的一面，其"深"这一面就不用说了，大家一定是有感受的。

反过来，黄帝内针也是一样，我们从其"广"看到它依然有"深"的一面，要想在这个针法里面真正有相当深的感受，一样要用很深的功夫。我上面讲了我的故事，实际上我学习内针以后，反过来再去体会五行针灸，我就更觉得五行针灸在这个时代，它确实跟黄帝内针一样地弥足珍贵。大家能够碰上这样一门针法、这样一门学问，说是运气也好，福德也好，确确实实是不容易的，因为毕竟我们也就 150 多个人。

为什么说不容易呢？这是一门非常当机的学问，因为这个时代物质文明的脚步太快，以致我们的内心跟不上，生活在这个时代的很多很多人内心上或多或少都有问题。回忆我这几十年走过的路，我自己常常说，我肯定有相当一个阶段都处于抑郁的状态，你们也未必能够幸免，只不过是有没有戴"抑郁"这个帽子或者轻重而已。而五行针灸这样一门学问，确确实实能够在很大程度上帮助我们解决这方面问题，我亲身的感受以及我看到的同有三和的五行针灸医生们解决的一些问题，都说明了它确确实实对于这个时代是呼之欲出的，这个时代太需要这样一门东西。

那么这样一门东西，这么好的一个针法，为什么我没有敢学习？

尽管我有这样的条件，但是我没有敢来学习这样一门针法，就是因为我觉得这样一门针法特别需要我们的专注。我看到五行针灸学会微信平台发的这次课程的一些文字，老人家也说到了这个问题（如"一门深入，入一无妄"）。可供我们选择的东西太多了，但如果我们想要真正有所收获，有感受有体会，那就必须一门深入。而五行针灸是特别特别需要一门深入的东西，只有你整个身心、整个事业都在五行里面了，你才可能某一天贯通了。所以，真正能够走下去、深进去，最后能够到底，是非常不容易的。我希望大家一定要认识到这一点。刚开始很热闹、很新奇，但是真正要想在这门学问里面受益，"深入"是一个太重要的条件。那么，怎么样深入？我想结合我自己学黄帝内针的感受，因为有些东西是相通的。

我们必须要认识传承，因为不认识传承就很可能会走弯路，最终得不到我们想要的东西。而五行针灸的传承是非常特别的一个传承。我们都知道针灸的发源地在这里（指中国），对吧？但是五行针灸不一样。我经常在微博上转发五行针灸的东西，就有一些朋友留言，有一些是来耻笑的，有一些是善意的，有一些不是善意的，说这针灸怎么是这样一个外国老太婆来传，怎么让洋人来传授针灸？

的确，五行针灸是一个很特别的传承。当初诺娜第一次来上课时，同有三和还在南宁桃源，我们还组织了一个传统的小规模拜师仪式，让诺娜坐在上面，点了香点了烛，每个弟子都要叩头（那个时候人很少，龙梅还记得吗？12个人对吧？），还立了祖师的牌位。我称华思礼是"西方初祖"，但华思礼之前的祖师呢？这个路径就不明

192

显了。龙梅老师正在翻译的《沿着黄帝的足迹》这本书里有提到过一些华思礼的老师，但我听龙梅老师说，这本书其实也没有搞清楚。搞不清！一定搞不清！唯一能够搞清楚的是什么？那就是传承真正的含义是什么，传承是透过什么样的路径去实现的。把这些东西弄明白了，我们就自然知道该怎样去接纳这个传承，怎样去跟这个传承相应。

首先，传承有文字传承这一个路径。诺娜老师写的五行针灸我们已经看到了，我希望将来我们能够看到华思礼的一些文字，当然会英文的应该没问题。文字是实现传承的一个通常路径。当初我们接纳每一位学员的条件就是你要先读过《五行针灸指南》，那实际上就是透过文字去认识五行针灸的传承。

但文字够不够呢？显然是不够的，如果文字够了大家就不用来上课了。当初我在整理《黄帝内针》那本书的时候也是这样认为的，师父能够用嘴巴说的他都说了，我能够用文字写的我也都写了，没有一点点保留了。但后来发现很多人仍然不行，仍然下不了手，仍然想来参加课程，为什么？因为有一个更重要的传承形式，就是口耳的传承。

嘴巴说、耳朵听，这叫口耳的传承。但口耳传承只是表面，其实还有一个心——口传心授嘛！所以诺娜老师携她的两位弟子（指龙梅老师和盖老师），那么辛苦地飞到这里来给大家做这次课程，用学术语言表达，就是实现口耳的传承。这是中国文化里非常非常重要的一个传承，尤其是在古代文字印刷、书笺流通比较困难的时候，这是主要的一个传承方式。所以过去为什么都要拜师呢？拜师实际上是师徒的传承，师徒相授就是口耳传承。

我们很有幸，不用跑到英国去；老人家现在 81 岁高龄了，每一次都是她亲自跑过来，按道理说应该是我们飞到她那里去，去接受这样一个口耳的传承。所以，我们应该感到幸运。我们交了一些钱，但是跟老人家、跟他们三位这样不远万里地来到这里相比，这都是微不足道的。但即使我们身临其境了，也不一定能够得到这个传承。要想得到这个传承，那还是要下功夫。

第三个传承形式，实际上古人都说了，但没有做特别明确的表述。我在整理《黄帝内针》的时候做了一个比较明确的表述，这个传承就叫直接传承。我认为，要真正认识五行针灸，直接传承太重要了！尤其要认识华思礼，他是怎么从这样浩瀚的针灸里面把五行针灸拎出来的？我们看《内经》，虽然针灸就是讲五行，尤其是五输穴，但是确确实实这个路径在《内经》里面并不像今天几位老师表述得那么明晰。

五行针灸的底肯定在《内经》里面，底色是那样的。但是从底色到成形有一个过程，为什么是华思礼把它成形？华思礼没有到中国大陆来过，他跟过越南的针灸师、中国台湾的针灸师，但是越南、中国台湾的这些针灸师仍然是从这个路径上来的。这就是为什么我说将来龙梅老师翻译了《沿着黄帝的足迹》这本书，大家也不一定能够看得出来。这就需要我们去认识第三个传承路径——直接传承。我认为直接传承在中国文化里是非常重要、甚至是决定性的传承。真正入门没有，可能最后就是看你触碰到这个直接传承没有，领会到没有。

虽然看了文字、接受了口耳的传承，为什么十年之后就看出分别了？其实不用十年，三年五年之后，很多人肯定就改行了去搞其他的，还有一些人就可能会添油加醋地加一些七七八八的东西进来。美国一个专门的五行针灸学校请我到那里去讲过学，讲五行，他们听我讲完这次课后感到很震撼，觉得找到组织了。为什么呢？那个学校在美国一直受到非议和排挤，因为去美国搞针灸的多是我们国内受现代院校教育的同仁们，在那里讲五行、讲五行针灸常被认作是邪门歪道。我去了以后讲五行的意义，他们心里面很高兴。这些年来，我在海外讲学的过程中，也接触过不少五行针灸师，但感到相当的一些已经变味了，而诺娜最珍贵的地方，就在于她的持守，完整地保留了华思礼的传授。

我刚刚也听说这两天给学员判五行，人太多，老人家自己说："今天我都糊涂了，我什么也看不出来了。"在她的成长过程中一定是有瓶颈的。往往我们在遇到瓶颈的时候，就会选择这儿加一点，那儿添一点，帮助我们突破，或者寻找其他的。但是老人家她没有选择这样做，而是始终坚持。以这样一个年纪，在谈到五行针灸时，她全身心散发出来的，我们能够感受到什么？她在谈五行针灸的时候，大家觉得她是不是像个小孩一样？

提高班学员：是！

195

她仍然是活力四射的！所以她生命的内在如果没有跟这样一个东西相遇是不可能的。我认为她触碰到了这个直接的传承，正是这个直接传承让她得以坚守。大家对朱熹那首诗都很熟："半亩方塘一鉴开，天光云影共徘徊。问渠那得清如许，为有源头活水来。"在她生命的底层，在她内心的深处，如果没有接上这个源头活水，她不可能是今天这个样子。实际上中国文化最关键的关键就是，我们能走到哪一步取决于你跟这个直接传承，用东北话来说就是"接上茬"没有？接上茬了就是源头活水，就生生不息，就苟日新，日日新，又日新。如果没有接上这个茬，你想走得十分深远、十分长远那是办不到的。因为一时的兴趣或者方方面面的机遇，我们也许可以坚持三五年，但不一定几十年，想做到老而弥坚、老而弥新是不可能的。

所以中国文化讲传承，最根本的传承是什么？是直接传承。大家会问，直接传承在哪儿？我也不好说，在外面还是在里面，还是里外都有？到时候你就知道，接上茬了你就会知道。什么时候接上茬？这是没办法期许的。但是我们可以为接上这茬去努力、去做准备。这就是《中庸》里面讲的，需要诚！《中庸》讲："诚则明矣！"什么是明？就是接上茬，接上茬才有可能明，才有可能真正地明，不接上茬的那个明不叫明。那怎么样接上茬，怎么样做到诚？我想《中庸》给出了很好的一条路径，就是"择善而固执之也"。固执这个词不好听，我们经常讲这个人太固执了，说你都不听。但是在《中庸》里，这个"固执"是太美太美的词，所谓"固执"就是比坚守还要坚守。我经常讲，固执就是要生死相许，到生死关头都还不放弃，这个叫固执。对善就要有这样一个持守的心。

对五行针灸，尤其在大陆，我们还不想界定其为"医"，医疗市场的"医"。但它实际上是真正的"医"，因为它可以最大程度地、从内到外地帮助一个人，这就是善。所以，我们一定要关照我们的内心。我们为什么来参加这个班，或者我们为什么来参加前面那个班，再前面那个班？大家知道现在五行针灸治疗可能在国内针灸里面收费是最高的，正安收的是 800 对吗？我想它不止值 800。你是冲着这 800 的收费来的吗？我学好了，以后甚至可以收 8000。如果是为这个，这不是择善而固执之，这是择不善而固执之。

我们学习五行针灸，应该有一个很纯粹的心，就是要帮助认识我们自己的这个人生。同时，在认识自我生命的基础上，当我们成熟了，我们可以去帮助周边的人。如果说我们来上这样一个课程叫善，我们回去以后始终都不忘记这个初心，就像这三位老师一样，这就叫择善。往后，我们再艰难（不是你生活过不过得下去那个艰难），仍然生死相许，性命关头都不放弃，这个就叫固执。这样你一定能够进入到"诚"这样一个状态。诚则明，这个直接传承就一定不会错过，这就是我最想和大家分享的。

今天飞过来，快下飞机了我还不能确定要和大家分享什么。我们处在这样一个时代，好像总能够遇到好的东西，实际上遇到好的东西还不叫机遇，因为这个时代资讯那么发达，这不是一件难事，固执才是最难的事情。我经常回忆我过去跟过的师父，很多人都羡慕我，说刘力红你怎么有那么好的运气跟那么好的师父。我说实际上运气都是平等的，我的运气不在于我遇到那么好的师父，而在于我能够跟下去，这个是更不容易的事情。我在飞机上看到一本杂志，抽出来一看，很醒目地就在讲传承，孙氏太极拳的传承。孙氏太极拳是孙禄堂先生所创，他的儿子孙存周是第二代传人，孙女孙婉容是第三代传人。所以，用"传承人"或"传人"这个词是十分十分严肃的一件事情，大家一定要认识到这一点。比如黄帝内针，我的师父指定我要接这个法脉，但我最多是个传承弟子，不是传人！

今天我也听到，诺娜都不敢称自己是华思礼的传人，但我认为是。至少我在解读直接传承的时候，谈到她对五行针灸有这样一份不动摇，只有内在的那个东西有了才会不动摇，而且能够那么纯真、纯洁地去保有华思礼的传承，没变味。所以"传承人""传人"是不能够轻易讲的，希望大家一定要慎重。我们一定要始终保有一颗最谦卑的心，是学生，是五行针灸的学人。"学人"这个词好像更雅一些是不是？很多人写我的介绍的时候，就写"中医大家"甚至是"大师"什么的，我听到肉皮都麻了，鸡皮疙瘩就起来了。我们不要玷污了这些词。我最喜欢或者说我抬举自己，最多可以做一个中医的学者，这个比较恰如其分。我虽然现在老了，但也不很老，和诺娜没有办法比的，但我也六十了，头发也开始白了，但我仍然还在学习啊，所以做学者是可以的。

我们如果能够真正地认识传承，始终保有择善而固执之的心态，还有一颗谦卑的心，我想我们的五行针灸之路一定能够走出来，一定能够接到这个东西。

千言万语就是这一点希望，希望大家努力，希望大家不辜负这份沉甸甸的因缘，真正地把它接回来，让它透过我们真正地生根、开花、结果。现在外面五行针灸已经很乱了，所以今天我听到有俄罗斯、德国、澳大利亚、马来西亚以及新加坡的学员来参加学习，我很高兴。以后全世界的都要回来，这是华思礼的希望，更是我们诺娜老师的希望。能不能回来要看大家，我肯定是没有办法深入到这个里面来，但我一定会尽我的能力，五行针灸需要我干什么我就干什么，让它能够有一天真正地为大众服务。

深入新冠疫情武汉
一线后的一点思考

2020 年 2 月 29 日撰于武汉

怀揣着卢师（卢崇汉师）和二位杨师（杨海鹰师、杨真海师）的嘱托及所有三和人的期望，我与雷鸣医生于 2020 年 2 月 21 号晚抵达汉口（赵江滨医生次日抵达）。前 3 天对接汉口的武汉市第八医院医务科及痔三科的相关事宜，并认真地接受防护培训。24 日下午进入病房。

痔三科收治了 20 多位患者，病程长短不一，有将近两个月的，也有 20 多天的。虽然大部分核酸检测不呈阳性，但 CT 片都显示为典型的新型冠状病毒肺炎改变。我们具体查治了有不适表现的 10 余例患者（其余有的无身体不适，有的无中医治疗的意愿，故未作查问），结合其他一线同仁提供的信息，并非全部都在发病初期呈现典型的发热、咳嗽，相当一部分患者完全没有或很少咳嗽，但 CT 却呈现新冠肺炎改变。

虽然我前期在个人的微博上及同有三和的各种平台上发表过一些建议和看法，但真正深入一线，经历 6 次的查房治疗，感受还是不一样的。我相信关注三和及我本人的朋友，也非常期待着我们的感受。下面分两方面来简要地谈一谈。

一、对病情的认识及对治

1. 湿

湿或湿浊几乎是一致的看法，我们看到的这些案例，全都是白厚腻苔。而我们一行四人（另一位芳华兄做协调保障）进入武汉后全都大便不畅，并且舌苔也变得比原来腻一些。

2. 脉

从我们接触的这些案例看，最有共性的是右寸脉滑，几乎每人都一样。这说明肺上的痰浊成为此次新冠肺炎的共性特征。而上述的腻苔除湿浊的因素外，肺蕴的痰浊也是厚浊腻苔的主因。

3. 无痰或少痰

普通的现象是干咳甚或不咳，一方面由咳嗽而排痰的重要路径缺失，另一方面，湿浊又困阻中焦，使运化的路径受阻，痰浊胶黏阻塞气道甚至肺泡，无有出路，这是病情缠绵僵持甚或形成急转直下的重要原因！

4. 合病与两感

从疫情发生以来的关注，到此次亲上一线，及与一线中医同仁们的沟通交流，此次疫病充分彰显了仲景《伤寒论》对合病及两感论述的意义。也可以说这次的疫病自始至终都伴随着合病与两感。

从初发生就没有单纯的太阳（或卫分）证，而是太阳阳明合病，甚或三阳合病。两感亦是，有的初发生就进入太少两感，进而危及生命。有的则僵持在阳明太阴两感的阶段，有的则太少两感、阳明太阴两感混杂，相对而言，少阳厥阴两感较为少见。有的则属表里脏腑两感（或曰合病），如肺与大肠合病。

因此，于处方用药上需综合考量这些因素。如国家颁布的中医治疗方案中，实际上就体现了上述因素的关照。而卢崇汉师给出的桂枝法化裁，便是太阳阳明（阳明偏在脏）合病的典型方法。其余如麻杏石甘类、麻黄汤合千金苇茎类等，皆属合病对治的范畴。而对于两感患者，四逆法无疑是重要的法，尤其对于"湿胜阳微"的病况而言，附子的应用更显重要。当然，附子绝不能滥用，辨证是前提的前提！

5. 润燥化痰与脏病腑除

黏稠胶着塞满了气道甚至肺泡的痰如何化解，如何排除，直接关系到病情转归。为什么患者只有干咳甚至不咳？痰的黏稠胶着使气道完全丧失空间让咳嗽来排解，应是重要的原因。这于中医来说，属于燥痰的范畴，必须通过润燥化痰的方法解决。如上述千金苇茎汤中的冬瓜仁便属此类药的代表。另外，种子或仁类的化痰药基本具备这类功用，如瓜蒌仁、莱菔子、白芥子等。

当然，如此胶着的痰未必全能通过润燥化痰而由气道排除，那么接下来的妙招是透过肺与大肠的表里关系，脏病腑除，阴病转阳，这在中医的治法中当属变法中的常法，其历史经验丰富可参。而上述诸子仁类的化痰药，只要剂量合适，是足以将肺中的胶痰通过大肠排除的。若用针刺，则太渊透阳溪或阳溪透太渊即属上法的灵活运用。

二、针刺治疗的必要性

从我们查治的这十余例患者看，除个别畏惧针灸外，第一次查房就全部用上了针刺（中药因为联系煎药等事项，第三天才吃上）。

记得给第一位患者针刺，心中还是稍有忐忑的。一则严密的防护下，眼睛因为护目镜的影响看不太清楚，二则戴上三层手套后的手已远不如之前灵巧，三是第一次给这样的患者下针，不知其买不买账？不料针下去以后，患者愣住了："怎么会有这么神？！胸完全打开了，不闷了！"而另一位患者诉说道："之前的咽、胸，就像过去上下班高峰期的马路一样堵得慌，怎么针下去就变成现在的马路了，空无一人。"

患者的反馈既给了我们惊喜，也给了我们信心和力量。患者所描述的不同症状，如胸闷、短气，胃脘和肚子不舒服，咽痒咳嗽、头晕、背寒、肌肉酸痛、汗出等，皆能随针缓解或消失。这证明了我们之前提出的对于此次疫情"应针药并用"是有现实意义的。用针的另一层意义在于，随着不适的迅速缓解或消除，患者沉闷的心境被打开了，这会大有利于病的向愈。

综上所述，对于此次的新冠病毒感染，"治愈"二字实不可轻言。不是烧退就好了，也不是不咳就 OK 了，更不是核酸阴性就万事大吉，真正的痊愈至少还包括三个方面：一是 CT、胸片的彻底改观；二是肺脉的转常；三是舌苔退净。否则，卷土重来的可能性是随时存在的！

下午在酒店休息，也算是刚刚缓过神来，将几日来的思考及与二位同仁的讨论简汇于上，希望能给一线的中医同仁一点参考，也希望给后方的同仁们一些资讯，以期不负你们的支持！

也希望能给全球的中医同仁诊疗新型冠状病毒感染的患者，提供一点临证心得。

"心肺回春功"
习练记 ^附

2020 年 3 月 4 日撰于武汉

　　来到汉口转瞬就过了十日，每天的安排几乎一色。除了病房内穿着防护服的工作，就是酒店斗室里待着，一周下来，不用生病，也都觉得心胸憋闷，更不说那些生了病的患者。亦就在这当儿，突然忆起六年多前自己罹患肺脓疡，在恢复的过程中得友人介绍，习练一位道长教授的回春功后颇有助益。于是这两日里与赵江滨医师回忆起放下已久的这套功夫，仅仅捡了回春功的前三式，即太极回春、两仪回春及天地人回春习练。三式下来，也就一二十分钟，便觉微微出汗，心胸一下宽阔起来。

　　细细琢磨，这三式功夫不但易于习练，易于上手，其法理简直就是为身处疫区的医患量身定制！思及于此，不禁舞之蹈之。尽管刚捡起的功夫，还不熟练，但想到能够帮助一线的广大医患，亦是不揣浅陋地连夜录制动作，加上下面的说明，相信大家在弄清原理的前提下，慢慢就能找到感觉，从而心身获益。因事起仓促，录制的动作并不一定标准，请大家包涵！但在充分领悟法理的基础上每日习练几遍，定能不负所作。

回春功法理

《素问·金匮真言论》明确提出："病在心，俞在胸胁；病在肺，俞在肩背。"观照此次的疫情，虽主要累及肺，然心肺相连，故胸胁及背部的不适十分常见。经中的俞有"应"的意思，也就是说病在心会反应在胸胁，病在肺会反应在肩背。这一现象揭示了心与胸胁及肺与肩背的内在联系，若能反过来，透过有效的活动胸胁及肩背，无疑也就能够促进心肺的活动，从而提升其功能。

回春功的前三式（尤其是太极回春与两仪回春），主要在全身放松的状态下，轻柔缓慢地转动双肩（太极回春为同时转动，两仪回春为左右依次转动），通过肩关的转动带动整个肩背及胸胁，甚至连及腰部，从而促进心肺等脏器的运行。

操作要领

1. 放松：放松为第一要领，放松的状态下人便是一个整体，便能借由肩关的转动带动外内。

2. 缓慢：缓慢为第二要领，因为只有缓缓而行才能体会是否放松。

故而松与缓虽是二，其实不可分。太极回春双肩转八次，两仪回春也是八次（左右各四），仅这两式的时间就需10余分钟，足见其缓。

3. 吞津（精）：肩关除了有手上的六经绕行经过外，肩部还有足少阳经的一个重要穴位——肩井。顾名思义，井必然是与水相关的，井在肩上，那么高的地方，水怎么上去呢？松缓地转动双肩，水就能"打"上去。所以，做好这几式功夫，口中的津液会源源不断地生出来，这在道家可称"金津玉液"。对这玉液可不能浪费了，做完每一式后，两手相叠置于腰部，在抬头看天的姿势上汩汩地将口中津液吞下。可分三口，津液多了也可分六口吞下。据说，这样的姿势吞津，津就能入于肾中。我想这个津，这个姿势的吞咽，对于润肺化痰应能起到作用。

席卷全球的新冠疫情

中医介入优势何在?

2020 年 3 月 9 日撰于武汉

新冠疫情已经席卷全球,此时,我身在武汉一线亲自参加救治工作,边临床边思考中医介入的优势何在?

中国对疫情的防控,已经取得阶段性的成果。随着疫情的控制,对中医介入的要求亦越来越制度化。大家都会说,中医代表着优秀的中国文化,是中国文化土壤里生长出来的瑰宝。那么,这个优秀、瑰宝体现在哪里呢?其实就体现在"中"上!"中"的意义深邃无比,而从我们言谈所及的地方看,她至少透显着不偏,透显着和谐,而不偏或和谐正是健康的真谛所在。反过来,有偏了,或者失去和谐,亦就意味着不健康的开始,意味着一切疾病的开始,这次的新型冠状病毒感染亦不例外。《黄帝内经素问》对于这个不偏或和谐有另外一个相似的表达,就是"平人":"平人者,不病也。"所以,根据这个最基本的原理就得出了一切疾病的治疗总则——以平为期!

那么如何具体贯彻落实"以平为期"的原则呢?用医圣张仲景的话来说,就是"观其脉证,知犯何逆,随证治之"(见《伤寒论》第

16条）。中医的重要法宝或曰重要特质"辨证论治"便源于此。通过辨证，也就是通过对脉证（即中医四诊）的诊查，了知身体的所偏（偏寒、偏热、偏虚、偏实），再以相对的方法处治，比如治寒必须以热，治热必须以寒，治实必须用泻（或攻），治虚必须用补。细心的朋友定会发现，上述的对治实际上是在以偏纠偏，是在以偏救弊！如果这个偏纠错了，那会是什么结果呢？这个结果一定可想而知！亦正如孙真人在其《大医精诚》里说的："若盈而益之，虚而损之，通而彻之，塞而壅之，寒而冷之，热而温之，是重加其疾，而望其生，吾见其死矣。"

对于此次的新冠病毒，由于西医至少目前尚无对治的特效良药，故而在病因层面或许缺乏较高疗效的治疗，这正可以发挥出中医的优势，共同携手打好这次的疫情战。而中医的根本优势在于上述的辨证施治。中医的这个因不是在实验室里求，不是在一流的病毒研究所里求，而是在临床的实际中求。通过细查脉证，便能辨证得因，审因论治，便能使患者获得良好的疗效。一线的实践，无不说明了这个问题。因此，中医的介入是病情的需要，讲大一点也是历史的需要。

举例而言，近期接二连三地看到来自海外的报道称，部分新型冠状病毒感染的患者有嗅觉和味觉丧失的情况。我们团队在武汉诊治的患者中，也碰到一例处于恢复期的患者出现嗅觉完全丧失的症状。嗅、味二觉的丧失至少可以说明肺、脾二脏出问题了。因为肺开窍于鼻，肺和则能嗅五气（各种气味）；脾开窍于口，脾和则能知五味（酸、苦、甘、辛、咸）。如果医患都能有意识地排查嗅觉及味觉的状况，可以简单而有效地判断身体肺、脾二脏的恢复状态；对于疫情仍严重的地区（如欧美），则不失为一个简单而可能有效的自我判断方法；透过这一现象，深入开展多学科的基础研究，借此做出新的重要发现。于常识而言，虽然肺、脾二脏截然不同，肺属呼吸系统，脾属消化系统，但于中医而言，二者皆归太阴，肺属手太阴，脾属足太阴。而从黄帝内针的视角来看，则肺、脾在太阴的统摄下完全同气，因此，我们既可以从手太阴来解决上述问题，如针刺手大拇指的大骨空穴，或鱼际、太渊等，亦可从足太阴来解决，如针隐白、公孙、商丘等。

对于每一个有良知的人，无论之前对中医了解多少，都希望其能本着实事求是的态度，认真思考，在弄清原理的基础上，以开放的心态中西相抱，这样才能真正地发挥中医所长，才能真正救民于水火。

"以指代针"自主健康，每个人都能"手到病减" 附

手指按按，就有作用

我这里跟大家介绍的措施来自我的师父杨真海先生所传授的《黄帝内针》，当然如果是执业的医师，可以如法用针，很多问题是能够针到病除或针到病减的。倘若是普通百姓，也没有关系，就用手指也能派上用场。根据我从各个媒体所了解到的信息，除了适用于常见的疾病，甚至可以用来缓解新型冠状病毒感染的典型症状及非典型症状、非新冠感染群体的相应不适，大家都不妨试试这个简单易行的方法。

左病右治 右病左治

现将方法的原则简要介绍如下。

其一，首先分清身体不适区域的左右特征，如有多处不适，则以

能明确区分左右特性的症状为准。如患有头痛、全身酸痛、食欲不振、发热、咳嗽等，全身酸痛、食欲不振、发热、咳嗽都不具备左右的特点，若头痛以左侧为主，那么就依左侧头痛（为主）定位病在左。余者以此类推。一旦身体不适的左右定位确立，那么处理的原则一律为病在左（即不适在左），治在右；病在右，治在左。这亦是《素问·阴阳应象大论》制定的金原则！

其二，若所有的身体不适都不具备左右的特性，那么一律按照男治左，女治右。

关键点总结：

找病症最明显的一处，确定病处在左还是右。

若全身不适，男左女右。

其三，左右的定位清楚后，总的处理原则就如上述，即"以右治左，以左治右"！而接下来的处理细则，则要根据不适所在的具体区域而定，若所在区域为阳明经所过，那么处理（治疗）细则也要放在阳明经所过区域，这叫同气相求，有求必应！

关键点总结：

病症处在左，在右边手或者肘所过经络找酸麻胀痛点。

左病右治，右病左治。

同气相求，有求必应。

具体操作方法：

1.执业中医师及有一定中医基础的朋友希望能够严格按照《黄帝内针》所讲的原则进行。

2.普通百姓上手的方法具体如下。

（1）头痛颈项酸痛（累）、咽痛、咽干、咽痒、咳嗽、胸闷、发热、乏力、呼吸困难等。

凡有头痛、颈项酸痛（累）、咽痛、咽干、咽痒、咳嗽、胸闷、发热、乏力、呼吸困难等不适，在上述左右原则的基础上，在左或右（注意：只取一侧）手腕的上下区域（包括整个手掌、手背、手侧）内用拇指细细按压，尽量发现特别或相对比较酸胀（痛）的地方（——用笔画圈记录），这些地方便是我们施治的下手处。

关键点总结：

手部（手掌、手背、手侧）细细按压，找酸麻胀痛的点。

做记录标记。

接下来用手指逐个按压上述区域，每处每次按压 3～5 分钟，可以反复轮换，以能承受为度。按压的同时，细心感受不适的变化，如胸闷的，就做几次深呼吸，体会胸闷程度的变化；如头痛的，就去感受头部的变化；如咽痒咳嗽的，就去感受咽部和气管，往往就在这个感受的过程中，诸多不适就得到缓解甚至消除。这是中医的不可思议之处，大家尝试就知道了。若是发热的朋友，按压的力度可适当增加，同时体会全身的变化，如全身的酸痛（困）是否舒缓，乏力是否减轻，背心是否微微汗出，体温往往也会随着这个过程慢慢下降。

关键点总结：

按压酸麻胀痛的点，3～5分钟。

按压的同时，去细心感受患处的变化。

（注意：是患处，不是按压处，重要！）

（2）食欲减退、恶心或呕吐、胃脘或整个腹部不适、二便异常、神疲乏力、发热、全身酸痛（困）、腰痛、两胁不适。

凡有食欲减退、恶心或呕吐、胃脘或整个腹部不适、二便异常、神疲乏力、发热、全身酸痛（困）、腰痛、两胁不适等，在上述左右原则的基础上，在左或右（只取一侧）肘及肘的附近区域内细细用指按压，发现酸胀（痛）之处并做记录，具体操作如上。按压时的关键点是，注意力不要放在按压处，而是自然地放在不适处，用心去感受不适处的变化，往往在有意无意之间就会有惊喜呈现，就会有不可思议的事情发生！

关键点总结：

肘部附近细细按压，找到酸麻胀痛的点，记录标注。

按压该点。

按压的同时，去细心感受患处的变化。

（注意：是患处，不是按压处，重要！）

以上是大致的方法和原则，同有三和团队会陆续给出更详细、更容易让大家领会的系列内容，希望能够帮助身处疫区的朋友们渡过难关！更希望能为全球民众提供一种"手到病减、适应广泛"的中国式自我保健、自我康复的中医方法。

人类的目光不宜只盯着病毒——再谈尚礼与尚刑

2020 年 3 月 29 日从武汉返回大理之隔离期间撰写

随着新冠病毒席卷全球，像是"覆巢之下，岂有完卵""道高一尺，魔高一丈""不堪一击"等词眼，在不时地撞击心头。一个微细的病毒，一个在体量上百千万亿分之一都不及人的微生物，正在长驱直入，各个击破人类的防线。在各国人民手忙脚乱地应付疫情，在全世界的目光都聚焦于新冠病毒之际，作为人类，我们似乎还应该想些别的什么。

一、中医对疫病的认识既深刻又久远

尽管中医在此次中国的疫情防治参与中较之以往有了长足的进步，国人对中医也可能有了更多的了解，但与其内涵价值相比，这些还远远不够。中医对疫病的认识是深刻而久远的，《说文解字》由东汉许慎所作，写于汉和帝永元十二年（公元 100 年）到安帝建光元年（公元 121 年），距今已有近两千年的历史。从该书对"疫"的解释"民皆疾也"，可以看到，至少在东汉以前，对导致全民皆病的烈性传染病已有相当的认识。而这个认识的深刻佐证，是较之稍晚 100 年左右成书的《伤寒论》。

东汉末年，灾疫连年，据《后汉书·五行志》记录的 10 次疫情，基本都发生在安帝元初六年（公元 119 年）以后，是许慎见证的年代。尤其是建安年间（公元 196 ~ 219 年），疫情持续时间之长、死亡人数之多，都是历史上少见的。虽然曹操《蒿里行》中所述的"铠甲生虮虱，万姓以死亡。白骨露于野，千里无鸡鸣。生民百遗一，念之断人肠"在于描绘战争所带来的灾难，但仍不乏由疫病造成的结果。而仲景在《伤寒论》原序中所言"建安纪年以来，犹未十稔（年），其死亡者，三分有二，伤寒十居其七"，更是建安疫情悲怆的证明。仲景"感往昔之沦丧，伤横夭之莫救，乃勤求古训，博采众方"，著成了千古名典《伤寒杂病论》，为其后的疫情防治提供了划时代的支撑和依据。

二、"醫""疫"相通中窥见古代文明一隅

疫的造字是"疒"加"殳"，据《说文解字》的解释，"疫"为形声兼会意字，"疒"表形（读 ne，第四声），其实"疒"亦表意；"殳"为"役"的省略，表声，当然也表意。从"疫"的造字结构可

以看到，至少在东汉以前，疫情（大规模烈性传染病）的爆发大都与"役"有关。因为古代的居住环境不像现在这样密集，而唯一造成人员密集的大抵不出二类，一为兵役（战争），一为劳役（如修长城）。人员密集则易于造成疫情的扩散，反过来，独处隔离，当然也就能最大程度地控制疫情！所谓文以载道，于此可见端倪。

无独有偶，"医"的繁体亦有这个"殳"——醫，而"医"的读音亦与"疫"相同（"医"为第一声，"疫"为第四声），这昭示着疫病自古都是医的重头戏！既然是重头戏，那么如何拆解这出戏，进而发现值得今天借鉴的东西，我想应为此刻乃至今后都需要探寻的课题。而醫之用"殳"与疫之用"役"一样，也是将"彳"省略，虽然，今天造成人员高度密集不再是因为兵役和劳役，但这个中的旨趣仍令人参味无穷。

降低人口密度，乃至封闭隔离，是防止烈性传染病流行的重要举措，中国借此取得了抗疫的成功经验，现在这项经验正在世界范围内复制，考量其出处，使我们想到了"醫"与"疫"，想到了古代文明的精妙绝伦。

三、重视"正气存内，邪不可干"的当下意义

经过文字的简化，现在的"醫"已然成为"裸医"，仅仅保留了左上的这个部分——"医"。然而正是这个部分代表着医的内核，

代表着医所不可缺失的地方。医由外在的"匚"（读方）及内里的"矢"构成，"匚"为盛物之器，其形方正，而"矢"亦有正意，合起来都在凸显正的重要。而"矢"的本意为箭，这使我们联想到射。射为六艺之一，《礼记》设有专篇"射义"，其谓："故心平体正，持弓矢审固，持弓矢审固，则射中矣。"又谓："射者，仁之道也。射求正诸己，己正然后发，发而不中，则不怨胜己者，反求诸己而已矣。"由此，我们既可以窥见医为仁术的来路，亦可以照见"医"之与"正"的关联。"正气存内，邪不可干"，被认为是中医认识健康与疾病的根本见解，我们亦不难由此处追溯到它的本源。

综观《内经》与《伤寒论》，疫病之所以发生并流行，至少需要以下三方面条件的组合。

其一，是特殊的致病微生物，比如此次的新冠病毒。当然，在《内经》的年代，还没有现代的认识和称谓，故只能统称为"毒气"，如主要以讨论疫病为主的篇章《素问·刺法论》里就有"正气存内，邪不可干，避其毒气"的嘱咐。

其二，是外界的不正之气。这个不正之气在《伤寒例》中又称为"非时之气"。所谓非时之气，就是冬天应寒反而暖，春天应暖反而寒，夏秋以此类推。现已春分过后，清明在前，气温骤然下降，这便是典型的非时之气，这便是天时的不正之气，颇令人担忧。

其三，内在的不正。不正又可统称为虚，《灵枢·百病始生》有句名言："两虚相得，乃客其形。"这说明了对于疫病而言，毒气或病毒虽然重要，但是内外的失正或两虚，亦是不可忽略的重要条件！

留心气象的人们应该注意到，据世界气象组织报告，2020 年 2 月 9 日南极气温创下了新的纪录，在南极附近的西摩岛测得高达 20.75℃的气温，而这个时候正是新型冠状病毒在中国迅速传播的时节。虽然，个中的关联我们还无法一时道明，但温室效应导致全球气候变暖，一定会在很大程度上促成天时的不正之气（非时之气）的发生。这便大大增加了上述三组合的第二个因素的频繁出现，而从中医的角度来看，这一项无疑充当了疫病爆发和流行的"天时地利"。如果疫病爆发的"天时地利"在不断增加，这就意味着大的或超大的疫情（就如这次的新冠疫情）在今后有可能从百年一见变为十年一见，甚或数年一见。回想武汉的这段日子，这不禁令人毛骨悚然！

四、从剿灭病毒谈尚礼与尚刑

众所周知，虽然我们憎恶新冠病毒，责问它为什么要越界到人类身上来？也正在试图集中科学的力量来剿灭它。但是作为人类，我们必须清楚地意识到，微生物是剿灭不完的！在这个地球上，我们与微生物共生共存，有多少有益于我们人类的微生物，就有可能存在多少有害于我们的微生物，利之与害也是共生共存的。所以，我们试图靠科技来更早地发现病毒或其他的有害微生物，并剿灭之，或尽早地研究出相关疫苗，这不但是一条异常艰难的路，也几乎是不可能的路。此刻令我们想到的是，不但人类的命运是共同体，覆巢之下，没有完卵！人类与非人类也都是共同体，一荣俱荣，一毁俱毁！

上面我们谈到了"射"，按照《老子》的定义，射之与矢在冷兵器时代本来是作为不祥之器的，而为什么孔子却把它与儒家的最高境界或追求相关联，定义为"仁之道也"呢？这其中的关键是"射求正诸己"，这是儒家处世（事）的基本原则。

如果从礼与刑的角度看，我曾经在很长一段时间里讲过中医是"尚礼"的医学，西医是"尚刑"的医学，那么，正己属于"尚礼"的一路，正人（也就是追寻自己以外的因素）属于"尚刑"的一路。剿灭或防护病毒，这都是"尚刑"的范畴，这是必须的！因为乱世必用苛刑！但若要长治久安，则必须刑礼互用，甚至以礼为主。也就是说，等缓过神来，人类必须想想自己的问题，我们能不能在正己上有一些作为？我们虽然处于现代，处于 21 世纪，但有现代不等于有文明！对抗的方式，剿灭的方式，多少带有不文明的特质。

人类能否在上述三组合的因素中，做一做除病毒以外的两项功夫，比如让天时的不正尽量少一些，这就牵涉到如何尊重自然，如何节省能源，如何减少温室气体排放。比如让人类自己的不正之气尽量少一些，有什么事都以和为贵，国与国之间也好，人与人之间也好，尽可能多一点恕，多一点商量，多正一正己，不要动不动就开骂，动不动就喊打喊杀。人类已经发展到了 21 世纪，务必记住尊重，务必记住文明！

以上为隔离期间的随想。

庚子三月初六

认识内心的怯弱不安，实现身心的康复

2020 年 4 月 27 日撰于大理家中

作为同有三和中医药发展基金会赴武汉一线的领队，我于 2 月 21 日早上离开云南大理家中，4 月 14 日下午回到家里，整整 50 天。作为一位中医，也是一名志愿者，50 天下来，我更想跟大家分享的是回家以后这段时间的感受和思考。

首先是家人和朋友甚至是在视频中看到我的同仁都说我瘦了（其实也没瘦多少斤），老了一头。而我自己也觉得无论体力和心力都较之前弱了不少，对很多事情的兴趣也提不起来，甚至不愿意见生人，睡眠也不如从前了。这是怎么回事？难道我抑郁了吗？为什么？这使我不仅想到众多新型冠状病毒感染患者的康复，更想到近千万的武汉同胞在历经 3 个月的居家隔离后，如何走出楼道？如何面对新的生活？再推而广之，在未来的日子里，无论是全球哪个国家、哪种肤色，每个人都要面对自己可能出现的"身心困境"，思考如何实现身心的康复。

一、身要健养，心要康养

谷雨已经过去好些天，春天很快就要结束，而受新冠疫情的影响，武汉、湖北甚至全国不少地方的朋友们几乎没有享受春天的气息。武汉封城的时间（元月二十三日）正好在立春前，虽然4月8日解封，但由于疫情的诸多不确定性，至今仍有不少武汉的朋友只能待在家里。

春天是生发的季节，中医认为在这样的时节里我们必须要做的，就是要将生活起居乃至心态调整到能够适应春的状态上来，这样天地就会像父母一样呵护、生养我们，这就是所谓的"养生"。《素问·四气调神大论》里有这样一段有关春时的记载："春三月，此谓发陈，天地俱生，万物以荣，夜卧早起，广步于庭，被发缓形，以使志生，生而勿杀，予而勿夺，赏而勿罚，此春气之应，养生之道也。逆之则伤肝，夏为寒变，奉长者少。"

《四气调神大论》是《素问》有关生命的全周期养护指南，其中对应于春季的称为"养生"，对应于夏季的称为"养长"，对应于秋季的称为"养收"，对应于冬季的称为"养藏"。这里的养护又称调神，虽然涉及的面很广，但此篇大论里主要强调的是起居与情志两大方面。

所谓调、养，就是力求在这两大方面与天时保持一致（或相应），若能保持一致，那么用今天的话来说，天地巨大的能量场就能与你同气相求，就能全方位地呵护、滋养你。若不能与天时相应，甚至违逆之，那么其结果也就可想而知了。上述的两大方面虽说交互影响，但相较而言，起居主要影响身的层面，情志主要影响心的层面。身的层面可称健养，心的层面可称康养，这两个层面虽不似泾渭，但也不容含糊。如果我们不清晰这一点，只是笼统地来谈康复，最终恐怕难以达成所愿。

二、走出困境，实现"身心"康复

春三月，万象更新，干枯的枝头渐成翠绿，此一万物复苏的情景叫作发陈。如果生命的状态能够通过起居及情志等的调适，使其也处于发陈的状态，那么这就是所谓的养生之道。因此，无论是"夜卧早起，以使志生"，还是"生而勿杀，赏而勿罚"，都在于保持情绪的舒畅，都在于与这个春生的气息相呼应。

而看看庚子年的春三月，回想 2 月 21 日我们入汉的那个夜晚，天气阴冷惨凄，马路上空无一人，偶有的也是路边三两个检查人员，从头到脚一身纯白，令人生畏。接下来，从一次次的酒精消杀，到严密封闭状态下的工作，耳边传来的除了疫情还是疫情。而居家隔离的人们，虽不用穿戴防护装备，但几个月不能出门的日子，也如同被水泥包了个严实。可以说，这春三月里，武汉人民从身到心基本都处在"逆行"的状态，完全没有春生的气息。这样的日子肝（中医范畴的肝）不受伤，几乎是不可能的。

近日我与汉口某医院的领导通话，他感叹道："怎么过去都很好的员工，现在动不动就发脾气，领导难当啊！"发脾气是肝气受伤、肝气不畅的典型表现，不过发脾气倒还算是好事，因为到底还是能够发出来。若肝伤的程度严重，进而影响心（肝与心属母子关系，母伤则不能生子），那么罹患深度抑郁等心理疾病是完全有可能的。

所以，随着武汉新冠患者的清零，康复的问题一定不可局限在新冠患者的群体，医护这个群体也应该作为重点，但相对而言，武汉900多万人民更应是重中之重！因为群体效应所带来的后果更不堪设想。对于人类而言，我们仅仅知道新冠病毒可以致病、传染，这是远远不够的，情绪若积累到足够量级，它的传染性、毁灭性也许远远超过任何一个病毒！

可以告慰大家的是，经过半个月的调理，夫人给我开药，女儿给我扎针，朋友们送来祝福、宽慰及好吃的东西，而我更有意识地加强身心锻炼，乘着春末到苍山的翠林中踏青，多一些与春生气息的交流与呼应。当然，更重要的是认识内在的情绪，认识内心的怯弱与不安，并且不拒绝、不排斥地与它们待在一起，同时在这样的心境里想着还有太多与我一样的人，我能为他们做些什么？慢慢地、慢慢地，我们便能走出困境，实现身心的康复。

附一 中国中医药出版社编辑深度对话刘力红教授

按：2021 年 10 月，由中国中医药出版社出版、同有三和基金会理事长刘力红教授新作《做好健康的第一责任人》问世，这是继《思考中医》之后，又一部热销的中医文化类著作。相比《思考中医》，这本新作侧重于对哪些方面的阐述？能否回应当下人们对于全球新冠疫情和个体生命健康的疑问与思考？在它诞生的背后又有哪些鲜为人知的出版故事？

为了回应围绕这部作品产生的一系列思考与问题，就"中医在疫情和后疫情时代对于健康与健康中国建设的意义"等课题开展相关探索研究。2022 年 7 月 19 日，以出版人访谈中医人的形式，围绕《做好健康的第一责任人》进行深度对话。本期的对谈嘉宾及主持人：同有三和基金会理事长刘力红教授、中国中医药出版社首席策划编辑刘观涛主任、中医师承编辑部责任编辑宋雨辉女士。我们将此次对话内容整理成文字，并按照"青年中医成长""科普与避坑""身心健康""读书与文字""新模式探索"五个主题篇章进行呈现，以飨读者。

一、青年中医成长篇

宋雨辉：大家早上好，刘（力红）老师、解（浩然）老师、（刘）观涛主任早上好，我是非专业的主持人，今天来客串一下。非常荣幸能够在这个平台上和刘老师直接对话。我们有很多人其实一直就想请教刘老师，您很早就出版了《思考中医》，已经非常有名气，本来是可以在临床上做一位名医、专家，但为什么还要选择走一条在我们看来更为艰辛的路，来做大众科普和中医教育？想请您通过回顾这四十多年，自己学习、从医、从教的经历来谈谈。

刘力红：说来话长，可能也不是突然间一个念头就转到这上面，当然也并不是说转过来就不做医生了。自己现在仍然是医生，只是看病确实没有过去那么多，也没有以往正常和正规。这次访谈开始前，还通过电话给一位老人看病。从我自身来讲，需要捋一捋为什么会走今天这条路，我想是有多方面因素的。

最开始学医肯定是想做一名好医生——能治好病的医生，所以在读本科的时候我就很努力。本科阶段的学习，从成绩来讲也很优秀。我们78级，中南五省毕业统考，河南、湖南、湖北、广东、广西统考，考《内科》《伤寒》（具体考几科，有些忘记了），这次统考，我至少在广西是拿第一的。78级六个班，260多人，我考第一名，后来我就留校了。现在回忆起来，应该说是比较珍惜这个机会，因为自己是从农村出来的——父母是"右派"被下放农村，所以机会难得。

原先并没有想一定要学医，当时只要考上大学就可以离开农村。

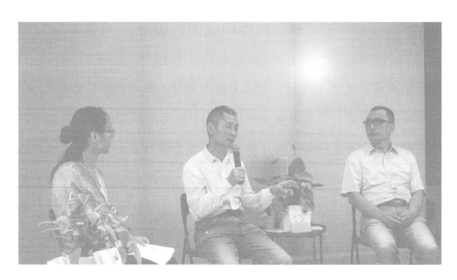

访谈现场 1

不过既然读了中医，就要很认真地对待它。但那会儿也谈不上对中医有很深的见解，很有幸在毕业之后就拜了民间的师父，所以在我身上接受中医教育就是"双轨制"：一个是科班，读硕、读博（院校教育）；另一个是民间拜师（师承）。

我自己一直注重临床，在本科的时候就开始尝试治疗一些病人，毕业之后更是这样。毕业后我跟了一位师父（李阳波老师），如果按邓老（邓铁涛教授）的说法，他就是"**比铁杆中医还要铁杆的中医**"。跟了他之后，确确实实在临床上得到很大熏陶，坚信中医是能够解决问题的，不但能够解决普通的问题，甚至能够解决很重大的问题，所以我在临床上坚持用中医。在《思考中医》内写过一个重症肺炎的病案，我在师父的指导下，怎么用中医很快、甚至比西医更快地去解决它，退烧、肺部炎症的吸收，最终一个礼拜出院。实际上那么重症的肺炎，即使按常规用抗生素，也没有那么快的速度。所以，那会儿我就对临床很重视。

我读博的导师是陈亦人教授，那会儿有个不成文的规定，除了医史文献的博士，所有的博士都要做实验。在陈老的博士里面，唯一不做实验的就是我，当时我就跟他说："我不能做实验，如果一定要做，只能选择退学不读了。"当时就把自己不做实验的原因跟陈老说了很多，他表示理解，也很支持，并同意我可以不做实验。在那会儿能做这个决定，陈老实际上也是顶着很大的压力，他对我说："**你一定要做临床。**"后来，我选择到桂林中医院做临床。当初为什么没有留在南京——去省中医院附院？那时自己也很年轻，我读博时在南京还有很多的老前辈，像干祖望老、周老（周仲瑛教授）等国医大师都在，你一个小年轻如果去坐门诊，根本没人找你。陈老确实也考虑到这一点，最后很多综合因素我就回到了桂林。

回到桂林中医院，医院给我一个诊室，开了一个博士门诊。还记得陈老叮嘱我："临床如果打不开局面，那就没戏了，你的博士论文要么是以实验为依托，要么以临床为依托。临床如果你没有病案，看不了几个病，那就没有依托，你的博士论文就没办法写，这几年也就泡汤了。"我跟陈老说："我尽力。"那会儿是1991年，辛未年，水运不及，是"湿土司天，寒水在泉"，寒湿交杂的一个年运。我到桂林中医院门诊之后，不好说是运气、天时，还是自己确实还不错，可能是多种原因，当时我很快就打开局面。那里的门诊都是开放的，一个诊室换一个诊室，老前辈和年轻人都在。总之，如果你看不好病，光给你天时也是不行的。

当时虽然不太好排名，但我做到了门诊最后一个下班，包括老中医都已经下班了，没病人了，我那里还有病人排队，还在等……这样，我就在桂林迅速打开了局面，甚至有一些故事很好玩。那会儿打车不便，都是坐公交，有时我在车上就会听到"桂林中医院有个刘博士很厉害如何如何"，如此坊间就传开了。后来我写信给陈老汇报，他开始不相信，认为我不可能做到这样。

还记得那次是熊曼琪老请陈老做一个评审鉴定，他就到了广州，从广州来桂林不远，他又飞到桂林来看我，实际就是看看到底是真是假。他不仅看了我的门诊，还从一些病人的口中对我有了进一步了解。为了接待导师，我还专门去借了一部"专车"。20世纪90年代初，能有辆专车很不容易，不过有家单位因为了解我，当时就说给我派辆车跟着，还专门安排一位科长给当兼职司机。在此过程中，每当我单独出去办事的时候，这位科长就会和陈老聊天——我是怎么给他治病的。他是位哮喘病人，有次严重发作，无法平躺，更无法睡觉，用激素、抗生素都不管用。我给他开了药后，吃下去第二天便能平躺下来，到现在都没有再发作。回来后，我把治疗的前后原原本本向陈老做了汇报。也就是通过此行，他对我的看法产生了180度的变化，回到南京逢人就讲自己这位学生的故事，并让我一定留在桂林中医院，他希望我做一位临床医生。陈老说做医生要"熬码头"："**你这个码头，别人可能用一辈子也熬不到，不要丢了，丢了可惜。**"这是老一辈医家的经验。比如上海那些名医，像祝老（祝味菊）刚来沪上，本事再大也不容易熬，需要有一个机缘。

不过那时自己心里就知道不能留在桂林，虽然从礼数上讲不能拒绝陈老的好意，但我认识到，如果留在桂林中医院只会越来越忙。那会儿从周一到周六，我每天上午出门诊，下午学习看书。如果你要留在那里，成为正式员工，就不止上午出门诊……那会儿内心就有一些种子了，但还不甚清晰，只是觉得我不能走这样的人生道路。后来慢慢变化，经过各种成长、历练，包括办了经研所。

在这个过程中有一个插曲，或许能够反映自己的内心。大概是2015年，法国杵针中医学院邀请我去讲学，赵琳老师没去，那会儿刚认识六六不久，就问她愿不愿意去听，她说好，就跟我到了法国。这次课程大概五天，学员不光有法国的，还有以色列等国家的。回来之后先到深圳，在车上她就问我一句话，原话记不得了，类似是要不要成为一个怎样的名医，治好什么疑难病一类……当初我就很直接回答，**我并不想成为这样一个名医生——面对重病患能够起死回生的医生，我心里更想做的是让人不生病。**也就是当时这一番对话，折射出我内心的一个想法：做医生、搞教学这么多年，一个人生了病，哪怕你医术再高，你把他救治回来了，实际上整个过程也非常折腾，尤其是大病，不是一天两天就能如何如何，所以最理想的状态就是怎么不生病。

联想到之前自己没有按照陈老叮嘱去做的原因，可能那时内心还不甚清晰，但感觉上自己不愿意成为那样的医生。后来慢慢就越来越清晰，到现在就很清楚了。为什么要这样?《内经》里面反复强调："上工不治已病，治未病"；"病已成而后药之，乱已成而后治之，譬犹渴而穿井，斗而铸锥，不亦晚乎"；"恬淡虚无，真气从之；精神内守，病安从来"；"法于阴阳，和于术数，食饮有节，起居有常，不妄作劳"……读了经典之后就能了解到，实际上这也是圣人作为医的本怀。后来也就有了"三医"：未病之病、欲病之病、已病之病。**它并不是说，医仅仅是好的医生能起死回生，能转危为安，这当然是很好的，但更理想的状态是你最好不病，或者小病最好不变成大病，大病最好不成为危病。**所以就需要有人去做这样的工作。怎么样能不生病？怎样能使小病不发展成大病？我觉得这些在医院里面，或仅仅作为一位临床大夫的身份，是不能解决这些问题的。这可能就是我的心路历程。

宋雨辉：我们平时会遇到很多年轻的中医领域的潜在作者，他们说自己太年轻了还不敢写书，因为可能过个十几二十年，回头再看自己写的东西，感觉不敢再看。刘老师您这些年写了许多书，有没有什么建议能给到这些青年中医和作者？

刘力红：这个问题也是观涛兄经常鼓励我的一件事情，实际上是他在敦促着三和，浩然（解浩然，北京同有三和中医药发展基金会理事长）说观涛对三和来讲是亦师亦友。实际上严格来说，因为我受的教育，尤其是后来进入卢门，像卢师的《扶阳讲记》，包括后来的《卢氏临证实验录》《卢氏药物配合阐述》，那些"险招儿"都没呈现出来，他是很严谨的。卢铸之先生曾经讲过，没有五十年的积淀，不要去写书。如柯韵伯所说："胸中有万卷书，笔底无半点尘者，始可著书；胸中无半点尘，目中无半点尘者，才许作古书注疏。"我们现在胸中的尘是一大堆，所以按古人严格的要求，真是不好写书。《思考中医》也不是通过写作而成的——是我上课的录音整理。因为我是广西中医药大学的老师，尤其是第一届传统班，我是他们《伤寒论》很重要的老师，所有《伤寒论》的课我都一个人上完。**我一直在强调"分享"，而不是"教授"**，"分享"和"教授"就是两回事。从师者的角度，具备传道、授业、解惑的能力方可以为师，方堪教授。在三和，我们有很多老师，但作为本人来讲，我是分享，还不具足师者的资格。因为传道、授业、解惑这三个条件我都不具足，不是谦虚，而是自知之明，知道自己几斤几两。但从另外一个角度，**尽管不具足，但我们有感受**，正反两方面的感受都有。

为什么很多人讲学习中医很"悲壮"呢？在我们那个时代，既有凄凉感，又有悲壮感。确实在当下进入医院，不少年轻人要想做好纯粹的中医并不容易，因为很容易夹杂西医思维。像在《思考中医》中提到的，高热的病人三天体温退不下来就一定要用西药，这是当时医务科的明文规定。但反过来，没有说用抗生素三天退不下烧你必须用中药，没有这一条。那我们这些当时的年轻人去坚守中医，反而会受到批判，你说做中医悲不悲凉？**但是我们有跟师的感受，能够帮助跟我们有同样经历的年轻人走出来，或者跨越内心的一些障碍，这个是有的，这个是值得分享的。**尤其是观涛兄为什么那么叮嘱、催促我们要搞好这件事情，甚至是用"鞭子"在催促，因为我们确实有某种惰性。

现在的时代跟过去确实不一样了，邓老曾戏言"中医六十岁成才"，我们那个时代听得最多的也确实都是老中医。但时代到今天呈现越来越年轻化的趋势，好多上市公司的董事长很年轻，很多亿万富翁很年轻，各行各业的大咖也越来越年轻，那么为何中医则要很老才能成才？**如果中医只能是"老中医"，那就没有人光顾中医，更没有优秀的人光顾中医，如此中医不死谁死呢？**老中医的精神一定是十分珍贵的，一定是我们的宝藏，但如果我们只是固守这些，那么中医的阵地也一定会丢失。所以我们现在强调青年中医，尤其强调青年中医的成才。

在当今，我们看到很多青年中医人已经走出来，突破了原来的禁锢——我们原来确实有的"老中医概念"的禁锢。现在有一批很优秀的青年中医，虽然数量还不多，包括我从观涛那里听到的，以及我们三和体系正在走访的，但要看到这些很年轻就很优秀的中医已经走出来了。

就像上面讲的，我本人 1991 年在桂林的时候也才三十多岁，便能进入门诊量"排行榜"前几位，偶然坐公交，还能听到周围的人在议论你。也就是说，现在一定要鼓励年轻人突破禁锢，走出来。凭什么走出来？不是凭空走出来，而是有所凭。**年轻人之间需要相互带动，因为他们之间最同气。**之前的像施今墨、卢铸之等老前辈再怎样厉害，都和我们隔的很远，我们也都认为自己只有到了那个年纪才能那么厉害。现在如果说一个三十多的人很厉害，就会吸引到很多青年人，因为年龄上同气了。

可以肯定，姜还是老的辣，因为走了一辈子，方方面面的东西都经历过，才知道里面的酸甜苦辣，但不等于酸甜苦辣尝够了才可以。三和在前辈的基础上已经认识到一些问题，比如说**我们认识到人是根本的，医道传承首先是人的传承，**所以我们在考量一个人的时候，这是放在第一位的，因为这决定了你能走多深多远。为什么中国文化讲人生有三大不幸，第一大不幸就是少年得志。年纪太轻，但又很厉害，那这为什么会成为人生的不幸？因为你很容易自失慧命。我们讲人生如果有两个生命，三和的表达一个是"人命"，另一个是天命，自失慧命，天命就没了。**我们怎样去发现这些青年，又怎样去影响他们，在很厉害的同时，又不把天命丢掉，能够很平稳地、很持续地两条腿往上走？**我觉得这也是三和一个重要的责任和使命。所以从分享的角度，年轻人是可以分享的，通过把这些分享的内容进行结集，最终形成了出版物。

这不一定是定论，但在某一个阶段能够帮助大家成长，能够帮助大家超越，我觉得都是没问题的。所以，我们同时也希望年轻的学人**不要把话说满，秉持一个分享的心态，**这一定对青年中医的成长有好处。

二、科普与避坑篇

宋雨辉：我们最近遇到很多想做中医科普的作者，但很多时候都处在一个"大家听不懂"的状态，不能很接地气地去做大众健康科普，刘老师您在这方面有什么好的建议？

刘力红：我现在也不能说已经做到了，依然还是在尝试。实际上科普是最难的，有句话叫"深入浅出"，其表达的就是一种前因后果，没有深入就不可能浅出。**你没有做好，或者说没有曾经做好过一个临床医生——一个会看病的医生，实际上内心也感受不到"为什么想成为一个让人不生病的科普作家或者工作者"**，这会很难。当你经历过之后，见过这些很难、很危的事情，深入过之后，慢慢地你才想走出来：怎么能够用更直白的、大家能听明白的方式告诉世人。

实际上，这也是我第一位师父（李阳波老师）曾经跟我说的，要把中医讲清楚。那个时候很多老中医临床看病很好，但确实一上课就不行了，说不"圆"；或卡在哪个点上出不来，就是我们说的"茶壶里面煮饺子倒不出来"。但我师父很直白地讲，中医只要你自己明白了，就一定能把人家搞定。除非你自己没有明白，糊里糊涂，经常是"大概这样"，你说出来也会是"大概这样"。也就是说在理性思维上，第一位师父给我很大熏陶，让我在陈述经典方面，至少自己领悟到并能够相对用现代讲的"说人话"的形式表达出来。所以，**可能还是要深入和经历，训练当然也需要，讲多了自然会出来，但你必需有这个经历，才可能有这个表达。**

宋雨辉：这就是一个厚积薄发、深入浅出的过程。那是不是也要学习很多别的东西？因为在书里您也提到很多其他的知识和体会，通常是在游学、访问中与各行各业不同的人士交流而得到的，所以除了文字、跟师这种传统常规的学习方式外，让我们的学问和生命真正有所提升的路径是否还有很多？我们又该怎么去把握、寻找，乃至创造这种路径和方法？

刘力红：对于这点，我不是谦虚，确实涉猎不多，更谈不上广。但确实从面上看，好像我又能说很多，就像《思考中医》那样。我们前天去看钱老（钱超尘教授）的时候，偶然发现红学家周汝昌先生住在他楼下，钱老在八楼，他在二楼。我记得《思考中医》里也写到周汝昌先生，他是公认的大红学家，但《红楼梦》我实际上并没看过，他送我一本书，我很坦白地跟他说："《红楼梦》我曾经下决心要看一遍，但最多看到前几十回的时候，就没法再往下走了。"到今天为止都没有通读过《红楼梦》，这实际上也是我觉得在做学问的方法上受第一位师父的影响比较深。

我不知道用今天的语言该去怎样形容，但像"不忘初心，牢记使命"，我觉得这也可以放在中医上。《易经》也讲："举而措之天下之民，谓之事业。"不管做任何学问，初心使命都是极其重要和关键的，或者说能够决定你走多深、多远、多长，至少在我来说是一个比较关键的问题。我给自己一个很如实地评价：既不是一个很勤奋的人，更不是一个很博览的人。因为自己的读书习惯，决定了没法博览。但确确实实，几十年来我自认为都在不断进步，没有停止，只是快慢不同，因为从没有放弃过。实际上有些时候确实是想不做医生了，当在临床上遇到一些啃不下来的问题，同时又是你最想帮助的师长、亲朋等人的时候，会产生"如果有下辈子再也不做医生的想法"。这个过程很痛苦、很煎熬，但这个痛苦是短暂的，很快你便会因为初心和使命，又重拾往前走下去的勇气，那种去拼搏的勇气。

以学习中医而言，它是很活的，不一定只有读《内经》《伤寒》《本经》《难经》才是学中医，实际上做任何事情都有可能是在学中医。哪怕你看场电影，甚至跟一个女孩子牵牵手。像这次我在甘肃天水学做饭，理解到你不会做饭就当不好中医。实际上当你下厨房的时候就是在学医，甚至是在做临床——另外一种意义上的"临床"。有句话叫广开贤路，在中医的学习上，确确实实是可以广开的，它不局限在你要看病人、读书才是学医，而是做一切的事情都可以回到中医上来，

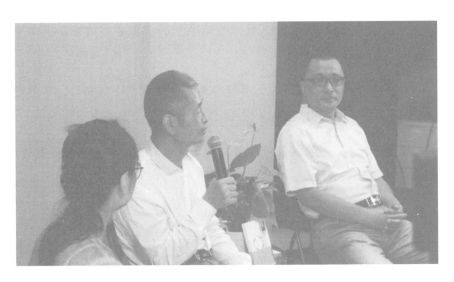

访谈现场 2

238

做一切事情都可以滋养到你做中医的心。这可能是我一个比较深切地感受。当年在跟第一个师父的时候，我们也去看电影，也去干别的事情，但最后都会回到中医上面来。

宋雨辉：在您的书中有提到诸如白酒洗头方、除寒辣子汤……很多这样的经验方法，或者说是一些生活的小妙招，这些都是经过验证确实有效的方法。但有个问题就是，作为专业的中医能够辨别这些土偏方、外治法，而更多普通的老百姓，特别是在这个信息爆炸的时代，网上随便一刷都会出现很多中医的方法，有的甚至能够一眼看出是商家带货，有的内容客观来讲过于片面、武断。您对这种现象有什么看法，以及能否告诉大家怎样去避坑，去合理高效地养生保健？

刘力红：这个问题不好回答，因为我本人既有些"粗糙"，有时又挺细致。自己什么都相信，也很少说假话——除了开玩笑，我认为真诚是人的一个最基本素养。总结这几十年，不是没有遇到说假话的，肯定是有，但我发现凡是说假话的人最后他会自然远离。你只要真正地信守自己的原则，就会同气相求，就会物以类聚、人以群分。所以很多情况下，你不坚守可能就会出问题，可能假的东西就会到你面前。

另外，一定不要有侥幸心理，或者说有类似"吃一颗金丹就升仙"等不切实际的想法。可能你只要没有侥幸、没有占便宜的心，这些坑自然就不会到你面前。为什么会有坑，会有这些似是而非的东西到你面前？实际上你要反思。因为当下的商业环境就是需要推销，用各种招，甚至一些人会不择手段，所以我们极不愿意把医归为商业。医是济世救人，当你把这个工作做好，就一定会温饱，这是跑不掉的。这从手段上我们不好去说规避不规避，但从源头上要把控好。

还有一个方面，所谓"科普"，大家一定要有一些基本的认识。当有了这些基本的认识后，我们就有了甄别的能力。天上掉馅饼下来，你还要起个早才能捡得到。你又想睡懒觉，又想捡到天上掉下来的馅饼，绝无可能。所有的事情，想不劳而获，还想占便宜，如此这般不受骗是不可能的。实际上还是需要学习，通过学习我们知道该怎样做人，该怎样守住人生的底线，这就是最好的防坑方法。而不是很多人制造出坑，然后又去设计防坑的方法……这就是一个无限的内循环，你是不可能出坑的。只有你真正跳出来，愿意跳出来，把人做好，守住人生的这些底线，实际上这些内容自然会远离，我认为是这样的。

三、身心健康篇

宋雨辉：上周我参加三和组织的《做好健康的第一责任人》读书会，正好读到最后一个小节，讲您当时从武汉回来后整个身心康复的过程和心路历程。疫情已经将近三年了，大家多多少少有身在其中的体会和感受，您对处在"后疫情时代"的大众，有什么想要表达的？

刘力红：我在武汉的时候已经意识到这个问题，但没想到后来自己会困于其中。实际上我从武汉回来，特别佩服西医的同仁，他们没日没夜地奋斗，救护病人。听六六讲，一位华山医院呼吸内科的主任，六七天没睡，就为了思考怎么去用好 ECMO（extracorporeal membrane oxygenation 的缩写，即体外膜肺氧合，俗称"人工肺"，是一种合并呼吸及循环辅助器的急救装置），她也挽救了很多人。我听了这个故事就很感动，这位西医太了不起了。那作为我个人来讲，所做的这点儿就不能跟他们相比，他们太了不起，太伟大了。

但确确实实，从我们开始进入武汉支援抗疫，因为以前没有这种经历，难免在我心中有种凄凉感油然而生。街上一个人没有，偶尔看到路边仅有的两三个人还穿着一身白色的防护服，在黑夜中的一身白，是不是看见后会有毛骨悚然的感觉（现在看"大白"看多了就习惯了，但当时尤其在夜里还不免心生恐惧）？当时就会联想很多，然后再进入酒店，消毒喷得一身湿……当时我们每天的路线就是从酒店到病房，再回到酒店，就在那个斗室里面生活，吃盒饭，见不到阳光。身处这个场域，就会愈加感受到，疫情是一回事，疫情带来的身心影响是另一回事情，也许它会是更严重的事情，在我身上发生的也果真就是这样。

我们在武汉待了一个多月，但自此之后的这两年多，我还是这个样子，虽然慢慢在走出来，在进步，但我还不敢说完全就康复了。甚至我们三和之前拍了一个有关抗疫的片子，我很长时间都不能看——一看就哭，就会逃离现场。像内针课程，课前会放这个片子，一放这个内容我就不行了。我们多少还是有所准备，几十年在这上面用过一些功都尚且如此。另一方面，就折射出你这个功夫没有用到点子上，所以你会呈现出这样的问题。不过这个现象（疫情对身心的影响）是相当多的，虽然不能用普遍来形容。所以为什么我在武汉的时候就想到，五行针灸在疫情结束后一定要进入武汉，像内针也一样，但尤其是五行针灸，更希望它早一点进入武汉，去帮助那里需要帮助的人。

我们现在已经去武汉好几次了，实践证明，武汉的五行针灸、内针公益课开展得很好。确实疫情所带来的无论是新冠病毒也好，肺部的感染也好，诸如此类，仅是一个方面，更要关注的是个体内在的身心恢复。尤其我现在更深刻地感受到这一点，思考用什么方法帮助大家从这里走出来。这方面实际上我们已经在经历很多的方法，并且有了很多的方便。但我现在认为，身体层面有问题还相对容易帮助到你，但内心层面的东西，就不是我拉住你便能解决的，确确实实最后还需要自己走出来。那么该怎样让自己走出来？我们凭借什么能让自己走出来？这确实需要学习。

为什么很多西方的学者说"21世纪将是中华文化的世纪"？为什么像汤因比等这些大的哲学家、科学家会有这样的描述？我自己也认为中国文化一定要走出去，一定要影响世界。因为确确实实中国文化从根本来说就是心学，是有关于心的学说，或者说它更关注于心。我经常讲，不是阳明的才是心学，而是整个中国文化就是心学。所以你要想心有力量、有着落，就要能够走出来，也就是我们怎样通过学习来帮助自己、认识自己，才能更好地走出来，超越阻碍。

我想这个事既有不好的一面，但又有好的一面。所以我很喜欢老子讲的"祸福相依"。你通过这个折磨，如果真正走出来，那这个超越就不是一点一滴，像平常考试没考好，这个月没有得奖金，或者是儿子没有考上重点，跟过这个关卡相比不可同日而语。如果你的身心处在患难中，能够真正走出来，超越出来，你将获得一个十分珍贵的经历，而这个经历将帮助你不断提升自己的生命。所以这又是一个太好的事情，至少有那么相当一批人，面对或正处在这个问题当中的人要想走出来，就必须要去学习，必须去认识自己。

四、读书与文字篇

宋雨辉：刘老师您一直非常谦虚说自己读书少、读书慢，那您选书的标准是什么？

刘力红：因为客观条件，我形容自己是一个真正的"读书"人，不会"看书"，必须读出声来。或者是不一定出声，但至少心里在读。另外如果速度快了，根本就没法去读。为什么我们三和书院课前礼诵读的时候，要请大家放慢语速，后面由主持人领读。到后来我示意他们不要领读，因为当你领读之后，大家不容易回到自心，同时你发现读着读着就快起来了——大家都在赶。实际上这个读，恰恰就是诵读或者朗读，跟你平常的读是不一样的。而像内心的诵读，它正是一个不快不慢的速度，而这个速度和你的心是很相应的。我们说言为心声，为什么不是其他为心声？有时候，语言是最能够触动心声的。

在读的过程中速度自然会放慢。现在有些人说可以不止一目一行，可以一目很多行，他们看书很快，一摞书一个礼拜就看完了，而我一年都看不了几本。原来我也很苦恼这个问题，因为你读不了多少书。从内心来讲，总还是想多读几本。古圣先贤有这么多著作，现代科学也有这么多著作，阅读是个很重要的了解途径，而你却不能够读这么多，还是很苦恼的。所以曾经有一段时间，师兄他们也想帮我突破这个障碍，就帮我买了一摞的《快速阅读法》，结果读了《快速阅读法》依然还是这样的速度，也用报纸练习过……最后终于放弃了，认识到自己走不了这条路。不过我相信一句话——"天生我材必有用"，即使是一个天生阅读速度很慢的人，也会有他立于世上的意义。今天回过头来看广博、广读，看得快有看得快的好处，但因为"长短相形"，很慢有它不好的地方，也一定会有它好的方面。我们没有必要以己之短与别人之长相比，就把自己的长处做足就好。一辈子不过几十年，能把自己的长处做到极致，那你就已经很精彩了。

实际上这也有遗传，我母亲读一封信或看其他东西，嘴里都是念念有词，我也是如此。从另一个角度来说，这会使你读书很谨慎。我很爱武侠小说，但至今为止也没读过几本，像《神雕》《射雕》《七剑下天山》；另外还有像唐浩明的《曾国藩》……虽然都很喜欢，但你没有时间去读。我为什么现在强调"读书"？**它会给你带到一个在领悟上很特别的地方**，但不是说读快了就没有；另外就是说，**因为你读了，自然会对语言的音韵感受很直接，看书是看不出音韵的，看在眼里是没有语感的，但你读就有语感**。我的小学没有学好，中学也没有学好。如果按照古人对"小学"的概念，我更加没学好。但我的文字，很多老一辈都很喜欢，专门搞中文的也很喜欢。**语言文字我觉得**

最重要的一点就是音韵与语言是否流畅，它会影响到你作品内在的流畅性，如果做不到流畅，那你的意思再好也都是打折的。我们练习写作，实际上就是练习这种流畅性。读书人为什么要读好的范文，因为每个人的语感是天生的，很快就能培育起来。即使你读的书很少，但如果能读得很精，自然就会训练了你的音韵和语感，你在表达的时候，也就自然流畅。

宋雨辉：这也是我一直想跟您请教的，之前您一直在讲"声音也是一种能量"，那么这些经典也好，美文也好，它们内在的能量是否也是非常流畅的？

刘力红：我们讲"言为心声"，内在的能量通过言语这个窗口去表达，或者去释放。如果不流畅，这个能量的释放也不会正常。另外还有一点我觉得是现在尤其不注重的，这次通过与《中华传统文化百部经典》的编辑交流中了解到，**现代人可以说从根本上忽略了训诂。**比如说辨证施治的"证"（《伤寒论》中的是"證"），"证"为告也。大家没有关注，甚至觉得这个不重要。因为通过"读书"，总是去读，去和音韵打交道，那么你自然就对音特别敏锐，所以我就提出来，"**文字也是生命**"。

《内经》讲"形与神俱，而尽终其天年，度百岁乃去"。一个生命光有形是否可以？当然是不行的，人必须有神、灵魂，也就是"形与神俱"才是一个完整的生命。文字也是一样，你光是训这个形是不够的，所以在六书里面，声音也是很重要的。我认为，**形与声这两者就是文字的生命：形当然就是可见的生命，像肉体；声音则是它的灵**

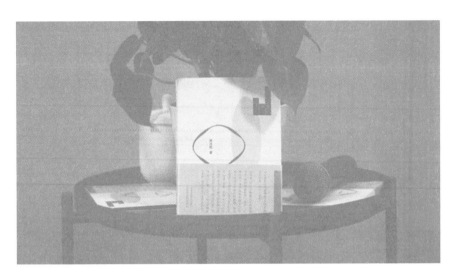

《做好健康的第一责任人》（第一版）

魂。 所以如果我们忽略了文字的声音，我们想很好地、很完美地、很内在地领悟这个文字的意义，我觉得是有缺陷的。

正因为有了声音这样一个训诂，或者说这样一个思想也好，所以我对于"证"的训，也就有了"证"者正也。到后代为什么有"症"？这是一个俗字，在元代以前是没有的。你看《内经》里用的还是"證"，《伤寒》也是，用这个"症"要到元末之后，明清用的逐渐变多。实际上我认为你不能光看外部的历史考证，你还要看它为什么读到后来成为一个音，这里面便有很深的学问。我觉得这个"症"字充满了奥妙，现在西医基本都用，它把中医的奥秘和盘托出。我们天天说"正气存内，邪不可干"，为什么会病，就是正气不存内了。正气一旦出现问题，就会导致生病。一个"正"，加上"疒"，就不正了，人就有诸多毛病出来。**所以辨证实际上是在辨这个"正"——正确的正，辨人有没有处在正的状态。** 当没有处在正的状态，就有辨病脉证并治。而治又是什么？三点水，本来是一个水的名字，但这个字是跟乱相对的。非治则乱，不正则乱，治就是要恢复这个正。所以中医的辨证施治是这样一条线，可以一以贯之的。就像孔子讲的，吾道一以贯之。不管是从文字、音韵、训诂，都可以找到它内在的很紧密的关联，如果你这样和大众讲中医，我相信他们会明白的。

宋雨辉：咱们现在倡导让大家读经典、古文、古诗词，是否就是让我们去做一个调频，跟这个"高频"的古文去做一个靠拢，然后再回到"治"上面？

刘力红：我想应该是这样，不过要换一个词，不是"高频"，而是"高维"。从书法来讲，王羲之是高维，为什么要临帖，就是从低维升阶不断地走，维度上不断提升，不断趋近他的高度。我认为读诵的作用就是如此，为什么强调要读诵优秀的范文？因为在读的过程中，你就会找到其中的语感，写出来的东西自然就会很美。我们首先起心动念，然后才形成文字在笔下，不美的东西是到不了你笔下的，文章不通顺的话，你的语感会帮你过滤、帮你把关。

宋雨辉：您做过很多演讲，当时可能是言随心生，后面我们会将其整理成文字，发在公号，或者做出版。就像之前《中医文化三十讲》的稿子也是我负责的，看到您对文字的态度是非常审慎和敬畏的，您说一定要回去改一改、审一审……从声音又变成文字，这个过程您是怎么看待的？

刘力红： 因为我们在讲座或演讲的时候，也会有一些口头语及重复的话语，毕竟我所有的演讲都不是念稿子。之所以"不念稿子"，一个是老师对我的要求——**不希望开始就有很详细的内容在那里摆着，因为这样会影响跟大家互动的现场感受。** 比如说今天的这些问题，如果我事先去准备，实际上就是"刻舟求剑"，**我希望自己的回答能够满足您当下对我的问题，** 这样的回应才是最好的。

而声音转录成文字这个过程，因为文字毕竟属于逻辑范畴，声音则更多属于感性的范畴。最终落实到文字，文字的形式还是逻辑，还是理性的，所以最后我们要服从这个逻辑，这种理性。另外你在说的过程中，如果太过逻辑、太过理性，那下面的人一定会打瞌睡，人不完全是靠理性——更多是靠感性。人的痛苦也好，快乐也好，都是一种感受。而不是说，你很理性地去讲："不要担心，没问题的……"但这句话又有多少力量呢？我们照样担心。母亲对孩子，即便你再怎么说担心就是诅咒，但她宁可诅咒，依然还是要担心，这是感性。如果于特定的环境下，你在自己的内心"动了"之后说出来就能触动她，因为人是感性动物。

实际上弄清楚这个原理后，你在转成文字时一定要尊重理性，尊重逻辑。为什么说一定要重新梳理？因为它已经变了形式，变成出版物，它已经成为一个逻辑的载体。你不遵循这个形式的改变，实际就违反了出版的规则，会给出版人增加困难。人家会说怎么这样的文字就拿出来了……我觉得咱们出版社的同仁们已经这么尽心尽力了，至少不能给你们脸上抹黑。所以从这一点来讲，就是我为什么要说文字一定要梳理的原因。

五、新模式探索篇

宋雨辉：就出版物的相关问题，我们的刘观涛主任也有很多自己的看法，请您给大家讲讲。

刘观涛：接着刘力红老师刚才讲的，声音实际上是和文字并列的，甚至是有更多韵味的这样一个载体。所以说是不是可以有这样一种期待，我们特别期待刘力红老师和他的学生赵江滨、左乔建等，一块儿喝着茶，围炉夜话，畅聊中医。这个时候把话筒放上去，灯打上，剩下的该喝茶喝茶，该聊聊……**但这时候，互相交流传递的信息，实际上是完全有别于纸质出版物的。**

像这种师生对谈，如果能用摄像机拍下来，或者录音笔录下来，效果会很好。遗憾的是，当年黄帝、岐伯等没有这个条件，那时候只能靠文字、书籍传下来，所以对当代的出版人来说，不仅仅是纸质图书，包括"声"这些媒介也需要关注。我们希望早日能为读者奉献刘力红师生团队共创的"伤寒夜话录"的全媒体出版物。

像刘力红老师，他的中医人生便是我们的一个榜样，大家看，刘力红老师所主持的"医道传承公益项目"，从 2016 年至今已开展四届，累计录取 2600 余名学子。是不是有点类似于孔子的弟子三千？所以，我个人有时候感觉刘力红老师颇像"当代中医界的孔子"，好多人也和我有着同样的感受。所以我每次见他都有种敬畏感，但同时又很亲切。在很多中医传承的思路上，我和刘力红老师非常契合，"心有灵犀一点通"，甚至都不需要多说什么。

对于中医的传承传播，今天我想提一个稍微特别的思路：**中医之传承，除了跟随老师学习，接受老师的耳提面命之外，也不要忽视与师兄、师姐、师弟、师妹的同门交流，还原校园的"班级氛围"。**落实到中医的新媒体传播，比如咱们做中医短视频、小视频，可能就是在展示我们身边的师兄、师妹的生动故事。就像前两天施丹师妹分享她的故事，这种职场人的故事恰恰就是我们需要的。如果把这些内容变成短视频，变成一个我们每天都能和师兄、师姐进行互动对话的形式，那么我们每个人都可以进入到这样的中医人生。

宋雨辉：说回到《做好健康的第一责任人》这本书，您作为本书的策划编辑，当时为什么想到用《大学》的体例，去把刘老师这些散落在各处的文章串起来？

刘观涛：这个问题非常有意思，作为出版社的编辑，我当然不能把自己的思路"强加"到刘力红老师的作品之中。所以，我"用心感觉"刘力红老师的思想、同有三和的发心。弘扬中医到底是为了什么？应该是希望每个人生活得更好！

中医不仅仅是狭义的中医专业，"中医的精神"可以扩展到各行各业中的每个人。在中医人生的背后，蕴藏着的是中国的文化，尤其是经典的儒家文化。所有中国人几乎都耳熟能详"修身、齐家、治国、平天下"，刘力红老师这些年来所写的微博文字、所讲的授课实录，虽然体例、长短未能整齐划一，但内在的精神则一以贯之，就是

《大学》中的"孔子之言"：格物、致知、诚意、正心、修身、齐家、治国、平天下。选取后五个纲要，恰好成为《做好健康的第一责任人》各个篇章的贯穿线索：

　　第一章　正心：天地人三和

　　第二章　修身：第一责任人

　　第三章　齐家：家人与师长

　　第四章　治国：国学与中医

　　第五章　平天下：人人知医

《做好健康的第一责任人》出版之后，引起了社会各行业人群的热烈反响，远远超出中医专业群体。**现在国家提倡"中医进校园、进乡村、进社区、进家庭"，四进之中，最容易落地的就是"进家庭"。**中医进家庭，实际上是大多数中国人及大多数中国家庭的文化需求。而《做好健康的第一责任人》就是中医进家庭的优秀读本，"正心、修身、齐家……"，适合每个家庭共读、分享。所以，《做好健康的第一责任人》不仅仅是一本书的诞生，而是一种"正心、修身、齐家"家庭新风尚的弘扬。

刘力红：我再补充两句，刚才观涛老师讲的"中医进家庭"的意义和可操作性，我非常认同。对比我们提出的"在家中医"以及"三和生命学堂"，确实需要思考我们怎么样来把此事做好做实，并积极往前推进，在这个项目上，能够做出系列、做出影响。加上有观涛老师的督促，或者"逼迫"也好，它自然就会形成系列。

另外对于"三和生命学堂"和"三和书院"的定位，我把它们看成是三和的"两条腿"，用了真俗二谛进行诠释：三和书院，就是走真谛；三和生命学堂，是走俗谛。真，越做越精；俗，越做越广，甚至让全国人民都知道，最终达成真俗不二。我们怎么能做好这些，还需要多听大家的意见。

宋雨辉：感谢刘力红老师，希望《中医师承学堂》能跟同有三和继续强强联合、各取所长，一起为中医、为中医的教育和大众的健康作出更多贡献。再次谢谢大家。

我们为什么要办
三和生命学堂

以下内容选自刘力红老师于 2022 年 3 月在三和生命学堂百日筑基 1 期的开学致辞。

一、同有三和的初心

十年前，2011 年 12 月 8 号，我们在南宁桃园饭店成立了同有三和。实际上从我们成立这个机构开始，就没有想去做一个门诊部、诊所这种医疗机构，通过诊疗去挣钱，在我们头脑里面只是纯粹地想要怎么样去搞中医。

从我们这几十年的临床经验看，光靠看病要想获得健康实际上是很困难的。个别情况有，但是从普遍来讲是很困难的。

因为我们要认识到这个疾病的起因是什么？内因、外因、不内外因，这三个因实际上就是健康的三个漏。

患者因为三个因得了病，尽管医生医术很高，在短时间内给他恢复了，解决了问题。但是如果这三个漏没有断除，病人仍然像过去那样去生活，仍然不断地去感召外因，不断地去制造内因，不断地去制造不内外因，健康实际上就是通过这三个途径就哗哗哗地漏出去了，不久之后这些问题又会反复循环。

所以我们迈出第一步的时候，我们就意识到光看病不行，我们要搞养疗，这个"养"就包括怎么样去止漏，这三个漏的路径我们怎么样缩小。这是包括我们医生自身都需要学习的，那更何况病患？

所以我们这帮书生的理想就是说先教育后养疗，一定要先办教育。我们需要知道怎么样去生活，比如怎样去健康地吃……

五六年前就有学生问我，我心目中理想是什么，是想做一个手到病除的绝顶高手还是怎么样？而我当时立即回了，我说**我的理想和愿望不是临床治病，而是想让人不生病。**现在这个愿望没有改变，而且越来越强烈。

一个人的精力是有限的，一个人再怎么厉害，看的病患都是有限的。所以我决定放下临床去做教育，目的就是想能够影响更多的人，能够给更多的真正想学中医的人一些思路，分享我们成长的一些经历，让他们能够一起共同地成长。

三和已经经过了十年的发展，**三和生命学堂实际上可以说是汇总了三和这十年来的各个板块的经验积累而落地的。**这是三和的一个新的教育板块，我很赞叹三和生命学堂终于能够落地。千里之行始于足下，始于这一百天百日筑基，从一百天超越百日，到一年乃至多年，更好地适应这个时代，承载三和的愿景。

二、三和的生命观

同有三和这样一个命名，实际上是基于我们对生命的一个认识。三和分为内三和与外三和：

外三和：天、地、人

《黄帝内经》说："夫道者上知天文，下知地理，中知人事，可以长久，此之谓也。""人能应四时者，天地为之父母；知万物者，谓之天子（《素问·宝命全形论》）"。

人能效法天地，天地为之父母。为什么我们要效法天地？因为我们能够法天地人，天地就做你的直系亲属了，就做你的父母了。

这一辈子最关心我们的是谁？一定是父母。尤其是在你独立之前，你的一切都是父母在管。如果天地能够像父母那样管你，这个能量那是不可思议的。但是他不是白做你的父母，他有前提条件：你要效法他。所以这就是外三和。

内三和：性、心、身

首先身，就是身体，我们肯定是很容易就认识了，尤其现在我们经过现代医学的学习，对身体就有一个客观的认识：人有五脏六腑、有四肢百骸、血管、神经、淋巴系统等等。中医除了这些，皮肉筋骨、五脏六腑，还有十二经络、奇经八脉等等。

除了身体之外，生命究竟还有什么？随着我们的学习，对生命的观察，我们就认识到生命除了这个肉身形体之外，还有能够影响到生命更重要层面的就是心，进一步还有性。

中医讲心为君主之官。心可以说是瞬息万变的，它就像天气一样真是有不测风云。如果你心态变了，整个人的生命状态就瞬间完全不一样了。心对生命的影响远远超过身体对生命的影响。

但心还不是最根本的，中国文化里面还有性的层面，《中庸》开始讲的"天命之谓性"。而心是联系性与身之间的这么一个中介。

《黄帝内经》里面讲的主要是精气神，主要讲的是有形的层面，性这个层面提得很少。气可以理解为能量，气聚而成形，形实际上就是肉体，我们能够触摸到的生命体。

为什么我们显现的生命都不圆满呢？因为有很多乌云在遮藏阳光。如果我们把天性比喻为阳光，那么遮障太阳的乌云是什么呢？就是我们的情绪。大家也都会深有感受了，我们一旦生气了，一旦发怒了，一旦怨人了，大家就可以知道这时候的生命状态有多么糟糕。

内三和就是性、心、身的和合。从古人的经验上面来讲内三和要怎么样和合？那么就必须远离各种不良的嗜好——熬夜、成天喝得醉醺醺的、生活不检点……所有的这些不良嗜好都是身的漏，把你属于身的健康漏掉了。要想心和，就需要减少执着，减少这些私欲……

三、百日筑基学什么？

基于这些对生命的认识，就设计了我们三和生命学堂的课程。

第一个阶段的百日筑基课程，大概有五大板块。

第一个板块是人体常识，会讲对生命的认识。第二个方面就是病症原理，我们可能主要是从中医的角度去讲原理，为什么会生这个病？第三是在家中医的实操，就是我们在家的实际操作。第四是功法。第五是心课堂。

我觉得这五个方面已经比较全面了，可以触及到对生命不同层面的认识。通过这一百天的筑基课程，我们可以去感受和关照我们的生命和身体。

原来我们实际上都在外面忙碌，工作、学习、家庭、吃喝拉撒等等……我们唯独很少关照的是生命的本身。尽管有一些人学历很高，甚至是博士后了，甚至是在其他方面有很了不起的成就，但一到生命这个议题上，就一塌糊涂，一点认识都没有。我们开设生命学堂意义就在于此，希望让你有机会来关照你当下的生命状态，是好还是不好？好，有几成好？不好，该怎么办？

课程中我们强调在家中医，中医实操的手段是多种多样的，就在你的身边。感觉不舒服了，我们能不能够从厨房里面找点东西去改变它？我们能不能够从厨房里面去拿一个勺子去解决问题？我们能不能够用手指去解决它？我们能不能够用这个艾条去解决它？

生命学堂会教给你古人这些既简单又深邃的随手就可以使用的方法。生命就不是一个概念了，让你能够触摸到你的生命，能够现量地去感受到你生命状态的改变。

而且同时通过人体常识和病症原理课，我们就能知其然而且知其所以然，知道我为什么会改变。

三和生命学堂还有功法课，我觉得这点是很重要的，功法实际上就有自主健康的元素在里面。

从形气神这个层面来看功法。气实际上是中介，所谓的中介就是，因为形直接去跟神搭上关系不那么容易，但是气它很容易跟神搭上关系，它又容易跟形搭上关系。所以功法这个层面，就是我们只要动起来，那么它一定能够去影响到气这个层面，进而影响我们的心身。

在传统文化里面确确实实有很多好的功法，难的是什么呢？坚持。再好的功法都不可能一练，马上你就身体上一个大的台阶，所以为什么要百日筑基呢？再好的功法都要通过一定的时间才会有效果。现在手机把我们的时间都占满了，我们能挤出多少时间去练习啊！

但是我们进入生命学堂这个集体，就比较容易克服这种惰性。有一群人都在练功，张三说："我做了，我坚持了 10 天，我手就暖起来了。"李四说："哎呀我练了 40 天啊，我练了 20 天之后，我原来脚很冰，我现在脚就不冰了。"王二说："原来我睡不好，现在睡得比别人还好了。"这些就对其他人会有一种激励。所以有一个集体和大家一起去操作，我觉得是非常好的，所以很赞叹这样一个学堂。

当然我们还有心课堂，我们可能还给大家一个惊喜。我们的学习不像中学、大学甚至读研究生的时候那样，实际上我们要的就是在日用中学习。既然我们把生命作为一个主题，更重要的是要去认知生命，要去感受生命，去跟生命一起，去让生命能够提升。

我希望大家在生命学堂中的学习是放松的，能够用心去感受，这个是最容易形成我们学习的内在驱动力。

一旦找到触动你的东西，你是不用记的。你一旦找到能够触动你的，你自然会下功夫，自然会去留意它，自然会去关注它。你在一次课程里面有一个触动点，那你这次收获就（已经）大大的了。

四、"感"一定要生起来

我们讲到这个"感"，我觉得对生命的这个感受确确实实一定要生起来。至少比较粗糙层面的对生命的感受，比如对身体的感受，你要回到身体里面来，放下大脑，进入感官。

我们现在都聚在大脑里面，就使我们的感官的作用麻木了。我们讲麻木不仁，麻木之后就很难仁了。所以这个感一定要去生起来。因为感生起来，对生命的观照就建立起来了，这个通道就建立起来，这个途径就建立起来。这个感受和感知，会让我们对生命有感知。

在坤卦文言里面有一句很重要的话就是："积善之家必有余庆，积不善之家必有余殃。臣弑其君，子弑其父，非一朝一夕之故，其所由来者渐矣。由辩之不早辩也。"

什么事情都不是一蹴而就的，"臣弑其君，子弑其父"是这样，生一个大病也是这样。有些人平时没什么，连感冒都很少，但突然一次感冒，一出现腹泻呕吐，一查肾功能肌酐已经到几百了，甚至上千。一次感冒他就肾衰了吗？不可能的，肾功能早就不全了，为什么他一点反应没有呢？

还有肿瘤，很多人一查就晚期。这就是身体的感觉系统麻痹了。身体早已经出问题，他应该有感受，应该有不舒服。在小的不舒服的时候你就去解决它，它就不会酿成大病。

所以实际上我们有了感的话，稍微有一点风吹草动就感受到不舒服了，你就会去喝一杯姜汤，或者你就会去刮痧，或者你就会去艾灸一下，或者你就会去干点什么。尤其在我们生命学堂学习了之后，你在家实操一点什么，一下解决了，就不会形成往深了发展的条件。

很多老头老太，他今天这也不舒服，明天那不舒服，你看他活了九十多岁。很多人啥不舒服都没有，连什么叫不舒服他都不知道，他的感完全没有。最后突然他就是肿瘤，或者突然他就生一个大病。其实就是他的感这条路完全封闭了，所以他的问题不能够表达、不能够反映出来。

所以身体要找到感觉，没有感觉确实是很痛苦的一件事情。

五、祝愿

总之，非常地赞叹三和生命学堂的同仁们这些年的付出，使我们今天能够正式迈出实际上是生命学堂的第一步。

三和生命学堂是大家的学堂，是参与学习的同学，还有志愿者、工作人员共同努力的结果，这个事情是大家的。

衷心地祝愿我们三和生命学堂有一个良好的开端，并在良好的开端的基础上，能够勇往直前，能够真正地对大众、对生命有真实的利益，谢谢大家！